U0194269

—— 作者 ——

玛丽·简·塔基

英国国家医疗服务体系（NHS）精神卫生信托基金会的精神病顾问医师，皇家精神病学院危机负责人。从事过抑郁症认知疗法和躁狂抑郁症坚持治疗的研究，与简·斯科特合著有《改善精神分裂症和双向情感障碍患者的依从性》（2005）一书。

简·斯科特

纽卡斯尔大学心理医学教授，悉尼大学大脑与心理中心访问教授，伦敦精神病学、心理学和神经科学研究所（IPPN）情感障碍中心的荣誉教授，认知治疗学会的杰出创始研究员。

[英国] 玛丽·简·塔基　简·斯科特　著　杨娟 译　成颢 校

牛津通识读本·————————

抑郁症
Depression
A Very Short Introduction

译林出版社

图书在版编目（CIP）数据

抑郁症 /（英）玛丽·简·塔基（Mary Jane Tacchi），
（英）简·斯科特（Jan Scott）著；杨娟译 . —南京：译
林出版社，2023.1
（牛津通识读本）
书名原文：Depression: A Very Short Introduction
ISBN 978-7-5447-9412-1

Ⅰ.①抑 … Ⅱ.①玛 … ②简 … ③杨 … Ⅲ.①抑郁症
Ⅳ.①R749.4

中国版本图书馆 CIP 数据核字（2022）第 175117 号

Depression: A Very Short Introduction, First Edition by Mary Jane Tacchi and Jan Scott
Copyright © Mary Jane Tacchi and Jan Scott 2017
Depression: A Very Short Introduction, First Edition was originally published in English
in 2017. This licensed edition is published by arrangement with Oxford University Press.
Yilin Press, Ltd is solely responsible for this Chinese edition from the original work and
Oxford University Press shall have no liability for any errors, omissions or inaccuracies or
ambiguities in such Chinese edition or for any losses caused by reliance thereon.
Chinese edition copyright © 2023 by Yilin Press, Ltd
All rights reserved.

著作权合同登记号　图字：10-2018-429 号

抑郁症　[英国] 玛丽·简·塔基　简·斯科特／著　杨　娟／译　成　颢／校

责任编辑　许　丹
装帧设计　韦　枫
校　　对　梅　娟
责任印制　董　虎

原文出版　Oxford University Press, 2017
出版发行　译林出版社
地　　址　南京市湖南路 1 号 A 楼
邮　　箱　yilin@yilin.com
网　　址　www.yilin.com
市场热线　025-86633278
排　　版　南京展望文化发展有限公司
印　　刷　徐州绪权印刷有限公司
开　　本　850 毫米 ×1168 毫米　1/32
印　　张　4.75
插　　页　4
版　　次　2023 年 1 月第 1 版
印　　次　2023 年 1 月第 1 次印刷
书　　号　ISBN 978-7-5447-9412-1
定　　价　59.50 元

版权所有·侵权必究

译林版图书若有印装错误可向出版社调换。质量热线：025-83658316

序 言

陆 林

　　请想象有一只黑狗，紧随在你的身边。任何人看到都以为它是一只再寻常不过的动物，然而只有你知道这只黑狗的不寻常之处——它以摄取你的所有情绪为食。它时刻跟在你的身边，你所有想要向他人宣泄的情绪都会进入它的身体，找不到发泄的出口，而它在吞食你的情绪之后长得越来越高、越来越大。你不知道它是从什么时候开始跟着你的，你只知道自从发现它在你身边之后，你周围的一切好像都变得暗淡无光、模糊不清。你感到身边的亲人、朋友不再像以前那样能走入你的内心，他们所有的关心对你来说无关痛痒；你感到无助、闷闷不乐，对任何事情、任何人都没有任何兴趣。你发觉到了自己的不正常却又不知问题在哪，也不知如何改变。你不敢也不愿跟身边的人说，怕被人说是矫情。你责怪自己为什么无法控制自己的情绪，对身边关心自己的人感到愧疚。你的整个世界都充满了那只黑狗的身影，它已经长得太高太大以至于你被压得喘不过气。你的睡眠不再规律，时而辗转反侧、彻夜难眠，时而昏昏沉沉、久睡不醒。你悲痛欲绝，甚至于想要结束自己的生命。

抑郁症就是这样的一只黑狗，纠缠着很多人使他们无法轻易摆脱。它看似很常见，却是仅次于癌症的人类第二大杀手。根据世界卫生组织的估算，全球有超过3亿抑郁症患者，而根据2019年我国精神疾病的流行病学调查研究的结果，抑郁症的终身患病率高达6.9%。全球每年自杀死亡人数估计高达100万人，抑郁症是导致自杀的最重要原因之一。这些调查结果对很多人来说只是一个数字，然而对抑郁症患者来说却是犹如噩梦一样的存在。

抑郁症最常见的表现就是心情低落、快感缺失，严重的甚至想要伤害自己、自杀。抑郁症患者的痛苦不仅源于疾病本身，更源于人们对抑郁症的误解和偏见。许多人认为，患有抑郁症不过是一个人意志不坚定、能力不足的借口，内心强大的人是不会患有抑郁症的。更可怕的是，很多抑郁症患者自己也是这么认为的，他们因此产生深深的自责和内疚，以及强烈的病耻感，从而加重了病情。比如，患者感到情绪低落，对任何事情提不起兴趣，就误认为是他/她最近受了什么刺激或者工作压力太大所导致的，休息一下就好了；有的患者总是睡不醒、不愿意出门活动，也很容易被人误认为是懒惰、内向；还有一些患者常常感到悲观、空虚、无缘无故地泪流不止，也会被人当作矫情或是"玻璃心"。更为可悲的是一些患者身处这样的环境下，不愿意将病情和感受告诉别人或就医，因此耽误了病情的控制，直到悲剧发生。正因为有这种错误的认知和对抑郁症的片面理解，我国目前仅有20%～30%的抑郁症患者能得到及时的诊断和治疗。

抑郁症跟其他的疾病不一样，不会让人们发烧，或者打喷嚏，但它给人们带来很大的痛苦，让人们忘记了怎么享受生活，忘记了快乐。但是，抑郁症就像心灵上的一场感冒，和其他疾病一样，是可以治愈的！前提是抑郁症患者需要正视自己的疾病，积极寻求专业人士的帮助，全程配合医生的诊疗，而不是把自己困在只有自己和黑狗的孤岛上。抑郁症患者值得被社会所接纳和理解！前提是大众对抑郁症的理解和认知不仅仅来自口口相传的只言片语，还有全面科学的了解窗口。因此，本书应运而生。

作者为我们系统介绍了抑郁症在人类社会中的演变历史，可能导致抑郁症的生物、心理、社会原因，容易罹患抑郁症的人群特点，以及抑郁症诊疗手段的发展与未来等内容。本书并不全然是一本患者指南，但作者在书中对抑郁症进行了极为客观的呈现，尽其所能用通俗易懂而简洁的语言展现出抑郁症研究和诊疗的前世今生。相信每一位读者都会通过此书对抑郁症及其患者群体产生更为深刻的理解，从而对抑郁症患者有更多的包容，形成一个理解、尊重、关爱、陪伴、支持的氛围，帮助身边的每一位患者得到有效的康复。最后，祝愿所有被黑狗纠缠的抑郁症患者能早日摆脱它，看到除却阴霾的明日阳光！

献给琼和多萝西——我们伟大的母亲

目 录

前　言

　　在发达国家，抑郁症是最为常见的精神障碍。抑郁症对工作年龄的成年人所造成的影响尤为严重，因此，抑郁症所导致的后果并不仅限于个人所体验到的临床症状和日常功能的损伤，还会涉及更为广泛的经济和社会成本。然而，尽管有证据表明抑郁症对个体和社会均产生了切实的影响，关于抑郁症的整个主题却陷入了争议之中。这是因为，对不同的人而言，"抑郁"这个概念有着不同的含义。许多人承认抑郁状态是真实存在的，却很难区分抑郁究竟是一种情感或情绪状态（如沮丧或悲伤），或是个体（悲观）人格的组成部分，还是一种精神障碍（悲伤，并伴有睡眠、注意力、食欲和精力紊乱等症状）。有些人接受"临床抑郁症"这个概念，但将其视为心智的问题。所谓"心智"，指的是人类个体所具有的某种要素，使我们得以意识到这个世界以及我们的经历，让我们能够思考和感受。专注于探究心智的人，往往拒绝承认抑郁症具有生物学方面的原因。另一些人则仍将抑郁症视为个体对其生活环境所做出的合理反应，因此，他们认为，应当允许人们自然地痊愈，或者只应通过心理和社会层面的干预来开展治疗工作。还有一些观察人员认为，抑郁症是现代社会的产物，应将其归咎于"医疗化"的兴起。他们认为,那些推动治疗的人,尤其是推动使用抗抑郁药的人,往往与某些派别或组织(比如制药业)达成了某种程度的共谋。

为了理解这些大相径庭的观点,我们决定通过本书来讨论抑郁症相关概念及其治疗的演变过程,并对某些争议以及未来的研究方向进行一些探究。在开始的部分,我们会提供一些自己的研究,这有助于读者了解我们采取的研究路径。例如,"抑郁症"(depression)这个词来自拉丁语 *de*("自……向下")和 *premere*("按压"),所以 *deprimere* 可被翻译为"向下按压"。了解这一点是颇有用处的。在19世纪和20世纪,这个词得到了广泛的接受,并且愈加频繁地用于描述那些在社区接受治疗的个体所体验到的精神状况。然而,在"抑郁症"这个词得以普遍使用之前,人们其实已经在使用"忧郁症"(melancholia)这个词了。严格来讲,忧郁症指的是一种精神状态,其特征是更为严重的抑郁,并且伴有躯体症状,有时还伴有幻觉和妄想。在19世纪,"忧郁症"这个词的使用其实受到了更多的限制,主要用于描述那些严重的抑郁症患者,他们常常需要在旧时的收容所接受治疗。

我们之所以采用这种发展性的描述方式,是想要帮助读者理解,关于抑郁症的不同观点影响了抑郁症的病因理论及其相对应的治疗手段的特点。同时,我们还想提醒诸位读者注意,埃米尔·克雷珀林和西格蒙德·弗洛伊德等所谓的现代精神病学之父是如何理解抑郁症的,他们的观点当然极具影响力,但同时也是富有争议的。

目前，国际上已经发展出精神障碍的分类方法，我们希望自己所采取的方法能够使读者了解到这个过程的来龙去脉。通过这些背景信息，我们试图尽力区分临床抑郁症、人类正常的悲伤体验以及其他严重的精神障碍，比如躁郁症（又称双相情感障碍）或精神分裂症（又称精神病）。还需强调的是，出于诊断目的而划定界限，发展出疾病的类别，这种方法在一般的医学领域已经得到广泛的认可，但在精神病学领域屡遭批判。对于这种双重标准的存在，我们探讨了一些原因，又转而探讨抑郁症的病因理论，以及忧郁症的传统疗法如何演变成为针对抑郁症和躁郁症的现代疗法。

关于何种治疗可能对抑郁症有效，当前还存在着一些争议，本书其他的章节对此进行了讨论，并对未来的研究方向做了一些思考。最后，我们从全球负担和经济的角度考察了抑郁症在社会中的影响，并探究了污名化以及经历过情绪障碍的个体是否比其他社会成员更可能具有创造力等问题。

我们想要特别说明的是，将全球最为常见的精神健康问题所涉及的信息浓缩成三万五千字①真的是一个巨大的挑战。因此，本书挑选了一些我们认为有趣或是具有挑战性的话题（抑郁症真的存在吗？），一些不容忽视的议题（如何防止自杀？），以及其他一些我们认为在未来将会得到更多讨论的主题（心理治疗能改变大脑功能吗？）。仅仅用数千字的篇幅来阐述其中一些主题

① 此处指英文字数。——编注

会非常困难。同时，我们也排除了一些你或许想要了解更多的议题。或许，这些内容很多其实我们都曾经考虑过，甚至写入了早期的草稿。如果那些议题对你来说特别重要，但最终遭到删减，我们只能对此表示诚挚的歉意。

如果你正在考虑购买本书，那么，我们也应该清楚地说明本书所没有包含的内容。我们所写的并非一本患者指南——你不太可能通过阅读本书来判断自己是否患有抑郁症或某种类型的情绪障碍。如果你目前正在经历或者曾经有过抑郁发作，本书不太可能帮助你确定你的经历到底是由大脑之中的化学物质失衡引起的，还是由生活事件或其他因素的组合所引发的。这并非我们写作本书的目的。本书也不是一本治疗手册，我们并不会去讨论哪种治疗方法最适合哪种人。更重要的是，本书不是一本自助书，我们不会描述处理抑郁症状的种种技术。最后，本书也无法替代教科书，我们没有试图涵盖所有的理论、所有可用的治疗方法以及抑郁症的方方面面。事实上，正如书名所示，这是一个非常简短的介绍，以及对一个复杂且极具挑战性的话题所进行的选择性评述。

第一章

忧郁症简史

在古代，对于以沮丧（despondency）为主要特征的情绪障碍，人们通常用"忧郁症"（melancholia）而不是"抑郁症"（depression）来进行描述。melancholia这个词可能起源于古希腊和美索不达米亚文明。从古代一直到19世纪前后，某些针对忧郁症的描述及其成因的理论一直处于主导地位，因此，我们首先会对这一部分进行重点阐述。如果你想要了解更多的细节，可以参考一些相关的经典教科书，如斯坦利·杰克逊的《忧郁症与抑郁症》，或者杰曼·贝里奥斯的《精神症状史》之中相关的章节。

从黑胆汁到斯多葛派的哲学家

希波克拉底可能是第一个将忧郁症描述为一种具体疾病的人。他是古希腊时期的一位医生，生活在公元前4世纪，常被称为"医学之父"。希波克拉底认为，忧郁症的主要特征是沮丧、厌食、失眠、易怒和不安。他用体液说解释了这种状态的发展，该理论认为，忧郁症是一种由生理原因引起的疾病。在更为原始的理论中，人们将忧郁症归因于超自然的力量，而希波克拉底的观点则将体液说与这些原始的理论明显地区分了开来。尽管很多学者都是体液说的拥护者，但引入黑胆汁这个概念被认为主要是希波克拉底的功劳。

在《人的本性》一书中，希波克拉底描述了人体的四种体液：黑胆汁、黄胆汁、黏液和血液。当所有的体液都处于平衡状态时，人就是健康的，不平衡则会导致疾病。他认为，体液与气、水、土和火这四种元素有关（见图1）。忧郁症被认为是黑胆汁过多造成的，而这与秋天、寒冷和干燥有关。希波克拉底还识别出一种类似于躁狂的症状，这种症状被描述为阶段性的极度兴奋和过度活跃。他认为，这种情况与夏天过多的黄胆汁以及温暖干燥的空

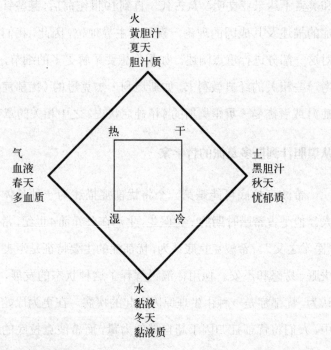

图1　体液及其关系图

气有关。因此，他提出，治疗的目标应当是恢复体液的平衡，而净化和放血可以达到这一目标。

公元前3世纪，在古希腊哲学家亚里士多德和他的追随者所著的《问题集》之中，希波克拉底所表达的这些思想又得到了进一步的发展。他们认为，胆汁的温度是最为重要的影响因素，如果温度过低，就会引起"毫无缘由的沮丧"。亚里士多德认为，不太严重的胆汁失衡会导致忧郁气质，而不是忧郁症。在这里，他将人格与精神障碍描述为一个连续体的两端，这是自柏拉图关于普遍性的著作以来为数不多的一次尝试。此外，亚里士多德首次提出，忧郁气质可能与创造力以及智力相关，他认为，这种气质经常出现在哲学家、政治家、艺术家和作家身上。

公元1世纪，忧郁症的理论和治疗得到了进一步的发展。例如，以弗所的索兰纳斯认为，躁狂症和忧郁症是与理智丧失有关的慢性疾病，他是最早认识到这一点的医生之一。此外，索兰纳斯还提出，改善身体健康的治疗方法同样可以改善心理健康，而心理干预可能对患者有益，比如，可以用滴水声诱导患者入睡。

大约在同一时期，以弗所的鲁弗斯也对忧郁症做出了描述，他的观点影响了之后的好几个世纪。他认为忧郁者是悲伤、阴郁、恐惧和充满怀疑的人，在忧郁的时期，他们的外表也会发生变化。鲁弗斯提出，忧郁症可能存在先天和后天两种不同的类型。这是有史以来第一次有学者认为忧郁症可能存在着多种病因，它可能是许多不同的过程所造成的最终结果。根据历史记载，鲁弗斯的名字还与"圣药"——一种据说可以预防忧郁症的草药混合物——联系在一起。

帕加马的伽林(公元1—2世纪)是古希腊最负盛名的医生之一。他是罗马皇帝马可·奥勒留的医生,对罗马医学有着重要的影响。在他出现之前,罗马社会一直认为忧郁症乃来自诸神的惩罚。在《论身体各部分的功能》一书中,伽林详细阐述了不同的体液异常如何导致了不同的忧郁症亚型,以及不同的性格类型与体液之间的关系,比如多血质、胆汁质、忧郁质和黏液质等。也就是说,个体的某种人格类型或气质,可能与其发展出的某种精神状态是相互关联的,伽林的这个观点可能是最早的相关论述之一。根据他的观点,如果一个人的忧郁症源于某种脑部疾病的亚型,那么,其相应的治疗方法应该是放血;但如果是源于其他不同的病因(如来源于血液或胃),则应水浴、休息和均衡饮食。和鲁弗斯一样,伽林发明了一种名为底野迦(theriac,这个词有时候会被翻译为解毒剂)的药物。

在接下来的几个世纪里,许多文化都普遍接受体液失衡是导致忧郁症的原因。例如,阿拉伯医生阿维森纳(Avicenna是他名字的拉丁语写法,他的伊斯兰名为Abu Ali al Husain ibn Abd)在他具有深远影响的巨著《医典》中提到了忧郁症和四种体液。在这本书中,他提出身体和灵魂都会受到忧郁症的影响,并提倡使用劝导性的谈话作为治疗方法。有人认为,这可能是认知行为疗法的先驱。

在这个时期,关于忧郁症的性质以及如何开展治疗的观点也有了进一步的发展。例如,卡帕多西亚的阿雷提乌斯强调了忧郁症发作的周期性，并指出它可能与躁狂有关。其他人也有类似的观察，比如特拉雷斯的亚历山大（525—605），但阿雷提乌斯被认为是"躁狂症医生"，他将躁狂描述为一种以愤怒、兴奋和快活为主要特征的状态。阿雷提乌斯提出，某些忧郁症可能由丧亲等外部事件所引发，而爱（他称之为"医生之爱"）有助于缓解忧郁症的症状。此外，食用黑莓和韭菜以及谈论症状等方法也有同样的疗效。

这个时期，医学和哲学各行其道，彼此之间的交流是非常有限的。医生的著作大多关注的是忧郁症，而当时的哲学家则记录了他们对人类情感的观察，包括沮丧和悲伤等。例如，公元1世纪的斯多葛派哲学家爱比克泰德曾写道："人们不为事物所扰，而是为他们对事物的看法所扰。"在现代精神病学中，斯多葛学派的思想常常被应激-易感模型的论述所引用。这是因为，他们的观点为我们提供了一个潜在的简单洞见：为什么同样的人生经历（比如亲友的逝世或关系的破裂）可能会在某人身上引发抑郁症的症状，而在另外一个人身上却没有造成同样的影响。

中世纪

公元500年以前，人们认为，精神疾病与生理疾病有着相似的病因，它们都应当由医生来实施治疗；但在公元500年之后，这些观点发生了明显的转变，人们重新开始相信，精神疾病是不道德、罪恶和邪恶的标志。这个时期，基督教主导了社会的秩序。对科学的反对，对忧郁症病因的解释所发生的变化，以及如何采取适当的干预等,这些方面无一不显露出宗教教义的痕迹。并且,这种干预越来越成为神职人员而不是临床医生的责任。

关于这些观点,珍妮弗·拉登在她的著作《忧郁的本质》中记载了许多经典的叙述,例如宾根的希尔德加德(1098—1179)身上发生的故事。希尔德加德是德国的一位修女,曾撰写过《整体治疗之书》,该书借鉴了忧郁症的体液学说,却提出黑胆汁的形成是由于原罪的存在。当时,其他一些具有影响力的人士也报告了类似的观点,他们认为,任何以理智丧失为特征的精神状态都是遭到上帝惩罚的证据。就这样,人们开始认为忧郁症是对基督教的信仰和道德所发起的挑战。忧郁症患者不可避免地遭到了妖魔化,并且,许多患者都像女巫一样在火刑柱上被焚烧致死。1486年,一位著名的天主教会调查员海因里希·克雷默为教皇英诺森八世撰写了一本关于猎杀女巫的手册,书名叫作《女巫之锤》(见图2)。令人称奇的是,在接下来的两百年间,这本书被修订并重印了16次以上,它在整个欧洲的影响力一直持续到了文艺复兴初期。

值得注意的是,一些欧洲群体并不认为精神疾病是由恶灵或恶魔附身所导致的。例如,出生于木星时段的人①认为,忧郁症是由天体运行所引起的,那些最富才华和最具创造力的社会成员尤其会受到这种影响,所以,忧郁症是一种令人钦羡的体验。马尔西利奥·费奇诺(1433—1499)通常被视为出生于木星时段的人

---

① 原文为Saturnists,意为受木星影响的人,这样的人通常有着沉闷、阴郁、严肃的性格和气质。——编注

MALLEVS
MALEFICARVM,
MALEFICAS ET EARVM
hæresim frameâ conterens,

EX VARIIS AVCTORIBVS COMPILATVS,
& in quatuor Tomos iustè distributus

QVORVM DVO PRIORES VANAS DÆMONVM versutias, præstigiosas eorum delusiones, superstitiosas Strigimagarum cæremonias, horrendos etiam cum illis congressus; exactam denique tam pestiferæ sectæ disquisitionem, & punitionem complectuntur. Tertius praxim Exorcistarum ad Dæmonum, & Strigimagarum maleficia de Christi fidelibus pellenda; Quartus verò Artem Doctrinalem, Benedictionalem, & Exorcismalem continent.

TOMVS PRIMVS.
Indices Auctorum, capitum, rerúmque non desunt.

Editio nouissima, infinitis penè mendis expurgata; cuique accessit Fuga Dæmonum & Complementum artis exorcisticæ.

Vir siue mulier, in quibus Pythonicus, vel diuinationis fuerit spiritus, morte moriatur Leuitici cap. 10.

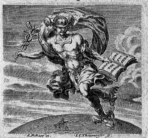

LVGDVNI,
Sumptibus Claudii Bovrgeat, sub signo Mercurij Galli.

M. DC. LXIX.
CVM PRIVILEGIO REGIS.

图2 《女巫之锤》的封面

的先导。他出生于意大利，接受过哲学和医学方面的训练，而且自己也经历过忧郁症发作。费奇诺提倡运动、替代饮食和音乐等治疗方法。他认为星象支配着性格，还支持亚里士多德的观点，即忧郁症与智力有联系，而智力又与土星有关。

中世纪的相关历史记载主要集中于社会各阶层和小群体对忧郁症患者的消极和敌对反应。然而，值得强调的是，这些态度并非普遍存在于所有文化之中。源自欧洲（以及之后的新大陆）的文学作品所着重表达的观点，通常无法囊括其他文化和宗教的观念（见专栏1）。我们无法逐一探究这些观点和态度，只能提供一个简要的概述，以提高对这些文化差异的认识。

专栏1　忧郁症相关观念的文化差异

伊斯兰教：先知穆罕默德的教诲指出，精神疾病患者是他们的真主所珍视的人，他们应该受到人道的待遇和社会的照顾。他们认为，忧郁症等疾病是超自然干预的标志，因此，为个体提供平静和安宁的环境是非常重要的。这些观点也许可以解释，为什么可能是在这种文化里率先发展出了精神病院。

阿育吠陀：罗摩衍那和摩诃婆罗多的古代印度教经文包含了对抑郁症的描述。阿育吠陀是一种印度医学体系，首次出现在公元1世纪和2世纪。阿育吠陀提到了三种体液（梵文称为doshas），即瓦塔、皮塔和卡帕。如果这三种体液相对发生了紊乱，就会导致疾病的产生（类似于体液说）。从古至今，印度医学体系都是根据哪种体液占据主导地位来对抑郁症进行分类的。瓦塔抑郁症的特点是焦虑、内疚和失眠，它可能源自令人苦恼的经历。皮塔抑郁症表现为烦躁、低自尊和自杀倾向，它可能与过度劳累和缺乏日晒有关。卡帕抑郁症则表现为过度睡眠、暴饮暴食和精力不足，它可能是由于缺乏刺激而引发的。

犹太教： 古犹太教认为精神疾病是恶魔附体的表现，是因为未能维护传统而遭到了上帝的惩罚。那些受到精神疾病折磨的个体基本上都得到了很好的对待，但是法律减少了他们在社会之中所承担的责任。

传统中医： 在传统的中医看来，抑郁症是由内脏和连接内脏的经络发生了阻塞而引发的，这种阻塞抑制了那些本应流向各个器官的"气"（代表着能量），最终导致了郁结。中医建议的治疗方法包括针灸、运动和"安神药"——这是一种特殊的中草药混合物，与底野迦（一种古老的药物）有一些相似之处。

从启蒙时代到现代精神病学的诞生

从16世纪开始，一些关于忧郁症的全新观点开始出现。琼·路易斯·维韦斯（1492—1540）认为，患有精神疾病的个体应当得到尊重和治疗，而不是遭受社会的诋毁。约翰·魏尔（1515—1588）也指出，个体不应当因为其"失调的想象力"而受到惩罚或责备。他还强调，在患者和医生之间建立一种治疗关系是非常重要的；他的这个想法一直保留至今。

在文艺复兴时期，最著名的一本书也许就是《忧郁的解剖》，它完整的书名是《忧郁的解剖——忧郁是什么：所有的类型、病因、症状、预后以及多种疗法；三种分类以及它们的切面、切面主题和细切面；哲学、医学和历史学层面的解与剖》。这本书由牛津大学的学者罗伯特·伯顿撰写，并于1621年首次出版。它有点儿古怪（它的内容是以想象中的希腊哲学家小德谟克利特的声音来呈现的），但详细地描述了忧郁症的方方面面。虽然伯顿的这部作品经常被视为医学著作，但它实际上是从哲学、心理学、生理学、鬼神学、宇宙学以及气象学等方面，对关于忧郁症的不同观点进行了回顾性的概述。尽管存在不少瑕疵，这本书仍然是引用最广泛的对不同类型忧郁的历史记录，包括生理和心理病因以及各种可能的治疗方法（祈祷、健康生活、娱乐、与朋友交谈以及诸如催泻之类的古老疗法等等）。有趣的是，伯顿还是最早提到圣约翰草（"如果可以在木星出现的某个星期五晚上采集到的话"）可以用于治疗忧郁症的学者之一，它被认为是治疗抑郁症的一种现代自然疗法。

在17世纪，另一位伟大的记录者是来自英国的理查德·纳皮尔，他是医生，也是牧师。他对2 000多名精神疾病患者进行观察并记录了结果。他认为，在这些患者之中，20%的人都患有某种形式的忧郁症。纳皮尔持有这样一个观点，即"忧郁症"这一术语应该留给上流阶层的人士使用，而那些具有相似临床问题的穷人患者则被他描述为"丧气"——这是一种带有贬低和侮辱性质的诊断。当时存在着一种假设，即真正的忧郁症与道德优越性和高超的智力相关。纳皮尔根据社会阶层对这种疾病进行诊断分类，说明他也受到了这种假设的影响。事实上，在这个时代，忧郁症成了某些人眼中大受欢迎的气质或诊断结果。

托马斯·威利斯（1621—1675）是这个时代另外一位重要的人物，他之所以被人们铭记，是因为他是第一批采用化学理论（而非体液说）来解释忧郁症病因的人之一。他认为，天气、思虑过多以及运动不足会导致体内出现化学失调，所以，他提倡人们在含铁的温泉中进行水疗以治疗忧郁症。化学理论的兴起标志着体液说的消亡。然而，关于人体的研究发展迅速，人们对人体的循环系统有了新的认识，比如英国医生威廉·哈维的发现，这意味着化学理论很快就被所谓身体和精神疾病的机械理论所超越了。

忧郁症的机械理论认为，当体内血液、淋巴和血气的流动减慢或停滞时，就会发展出忧郁症。弗里德里希·赫夫曼（1660—1742）认为，忧郁症是不同类型的体液失衡所造成的；而荷兰医生赫尔曼·布尔哈弗（1668—1738）等人则认为原因在于"油性和脂肪性的物质"使血液变得过于浓稠了。相比之下，威廉·库伦（1710—1790）则更关注神经系统，他提出，当神经液的流动受到干扰，神经系统的兴奋程度降低，就会导致忧郁症。

在这些忧郁症的病因理论发展的同时，许多临床医生又有了新的观察。他们发现，忧郁症是一个倾向于反复发作的问题，并且可能与躁狂症有关。例如，一位名叫安德烈·皮奎尔-阿拉法特的西班牙医生将西班牙国王斐迪南六世诊断为"情感忧郁躁狂症"[1]患者。有趣的是，他的贡献经常遭到忽视。1854年，仅仅在数周之内，就有两位法国精神病学家描述了一种类似的障碍（但他们都比皮奎尔-阿拉法特晚了一百年）。朱尔·巴亚尔热称其为"双重形式的疯狂"[2]，而让·皮埃尔·法尔雷特则将其称为"循环疯狂"[3]，并写道，"连续发作的躁狂和忧郁表明这种疾病具有连续性，几乎表现出了某种形式的规律"。

到了18世纪，观察与治疗患者的方式也迎来了某种改变。菲利普·皮内尔是当时最著名的改革者之一，他是一位来自法国的精神病学家，受过文学、宗教、数学和医学等方面的训练。在他所著的《关于精神错乱的医学与哲学论集》中，他将精神障碍分为躁狂症、忧郁症、痴呆以及智力障碍。皮内尔认识到，躁狂（通常表现为极度的自大和拥有无穷力量的自命不凡）和忧郁（通常表现为精神抑郁、忧虑以及彻底的绝望）是同一种障碍的不同表现。在随后的一个世纪里，这个观点得到了埃斯基罗尔等人的支持。关于这些障碍潜在的病因，皮内尔也对之后的讨论做出了重要的贡献。例如，他认为，家庭变故、婚姻受阻和野心落空都有可能导致忧郁。他还观察到，个体的性格与其自身经受的压力的意义共

---

[1]　此处原文为西班牙语：affectivo melancholico maniaca。——译注（下同）
[2]　此处原文为法语：la folie a double form。
[3]　此处原文为法语：la folie circulaire。

同导致了忧郁症的出现；这些观点与斯多葛派哲学家的思想遥相呼应。

本杰明·拉什（1745—1813）常常被认为是美国精神病学之父。他在费城行医，并针对忧郁症自己发展出一套相当复杂的理论。他用"悲伤躁狂"（tristimania）这个术语来表示某种不太严重的疾病，而用"欣快躁狂"（amenomania）这个术语来表示更为严重的疾病。拉什提出，大脑血管中的某种反应（他称为"病态兴奋"的痉挛性运动）引发了这些症状，他认为，让患者快速旋转可以减轻由此引发的炎症，因此设计了一种可以使人镇静的椅子。虽然这种特殊的治疗既令人不快，也无甚疗效，但拉什仍然是一位备受尊敬的临床医生，还是一位有声望的社会活动家，倡导为穷人提供免费的治疗。

18世纪末至19世纪初，关于忧郁症的病因究竟源自生理还是心理存在着长期的争论。心理模型仍然保留着宗教或道德的色彩。例如，德国心理学派（字面意思是以心理为导向的学派）的成员约翰·克里斯蒂安·海因洛特（1773—1843）认为，患者的罪行是他们罹患精神疾病的根源。相比之下，威廉·格赖辛格（1817—1868）则认为，"精神疾病是大脑的躯体疾病"。他认为，每种精神障碍都代表了某一脑部疾病的某个发展阶段，这个概念被他称为"单一精神病"（"Einheitspsychose"）。1845年，他的《神经疾病的病理学和治疗》问世，他在书中强调，精神病学是一门医学科学专业。在德国乃至德国以外的地区，格赖辛格对精神病和精神病学的看法产生了极大的影响，并引发了一场持续至今的争论。

　　在本章的最后，我们将提到一个人物，他的名字得以流传至今，是因为一座著名的精神病院——莫兹利医院（这座医院正是以他的名字命名的）。这个人就是亨利·莫兹利（1835—1918）。他认为，精神病可以分为情感和观念两种类型。这是一个非常重要的想法，因为它已经开始区分情绪紊乱相关的障碍与以妄想（精神紊乱）为特征的精神障碍。他还认为精神障碍有着躯体层面的原因。在很多方面，莫兹利在古代和现代之间架起了一座桥梁。在他从事精神病学研究的时候，"抑郁症"这个词出现得越来越频繁，而"忧郁症"这个词则更多用于描述最为严重的抑郁症。一个新的时代拉开了序幕，其中关于忧郁症的医学理论，与哲学家、心理学家以及弗洛伊德等关于悲伤和沮丧的思想，开始了整合之路。

第二章

现代：抑郁症的诊断与分类

　　早期对忧郁症（最为严重的抑郁症）的观察表明，忧郁症可能具有生理或心理两个层面的根源，同一个人可能会在不同的时间出现抑郁症或躁狂症。在过去的数个世纪里，关于抑郁症根本原因的理论发生了巨大的变化。尽管如此，人们对抑郁症核心症状（悲伤和沮丧情绪，并伴有睡眠问题和躯体不适）的描述却存在着显著的一致性。然而，在18世纪和19世纪，精神疾病仍然是一个宽泛的概念，"疯狂"的表现常常导致人们被送进精神病院，但对精神疾病的区分或分类也只是做了初步的尝试。

　　到了20世纪，这一现象出现了巨大的变化。人们已经认识到，严重的精神疾病（已更多被称为精神病）并非都是同一种类型的疾病，所谓的"理性丧失"也可能表现为不同的形式。此外，医生们还描述了一种不太严重但会让患者失去社会功能的精神障碍形式（有时被称为神经症），并且开始为这些患者提供私人的门诊治疗。为了更为深入地了解这些发展过程，以及它们对当代有关抑郁症的观念造成了何种影响，我们简要回顾一下埃米尔·克雷珀林和西格蒙德·弗洛伊德所做出的贡献。在过去的一个世纪里，他们所表达的思想曾风行一时，后来又逐渐衰落。

之所以论及这些阐述,是因为:无论当代的专家、临床医生或本书的读者是否赞同克雷珀林或弗洛伊德所提出的观点,他们的理论显然已经深深地影响了我们当前对抑郁症及其治疗的理解。

克雷珀林与精神病的分类

埃米尔·克雷珀林曾经是且现在仍然是精神病学界最有影响力的人物之一。1856年,他出生于德国北部的新施特雷利茨。取得医学资格之后,他在慕尼黑接受了精神病学训练,在那里,他受训的重点是通过研究大脑找到精神疾病的生理原因。克雷珀林对其他的一些研究方法和模型也很感兴趣,他还曾经与著名的心理学家威廉·冯特一起在莱比锡大学工作过一段时间。克雷珀林先是成为临床精神病医师,之后又成为教授,搬到了海德堡,并在那里开始了他著名的工作——对精神病院的患者开展细致的研究。他用卡片不停地记录着每个病人的情况,标注他们的症状、病程和治疗结果,然后编写了一套教科书(名为《精神病学》)。在这些书中,他描述了自己对临床病例的观察,以及逐渐产生的如何对精神疾病进行分类的想法。克雷珀林强调,精神疾病的成因几乎未被我们理解,相同的精神症状可能会出现在不止一种障碍之中。但是,他提出,我们可以通过临床表现的过程和结果,来区分不同诊断的患者亚群。1899年,克雷珀林鉴别了两种不同类型的“功能性”(非器质性)精神病:躁狂抑郁性精神病和早发性痴呆(我们现在称之为精神分裂症)。

在克雷珀林的分类体系中,所有没有明显情绪成分的精神病性疾病都属于早发性痴呆，这类患者的功能表现出平缓持续的下降，并且不会出现任何恢复期；克雷珀林认为，这种表现最终会发展成为痴呆。相比之下，那些患有躁狂抑郁性精神病的个体通常（但并不总是）会表现出情绪、认知和行为（被称为机体活动）方面的变化。此外，这些变化遵循着某个间歇性和周期性的进程，在两次发作之间会有一段恢复期。他认为，"躁狂抑郁性精神病"这个词其实描述了多种相互关联的情绪障碍，并且"正如它的名字所表明的那样，它是单独发作的，要么表现为所谓的躁狂兴奋迹象（思维跳跃、兴高采烈和过度活跃），要么表现为一种伴有精神运动性抑制的特殊精神抑郁，或者就是两种状态的混合"。

克雷珀林认为忧郁症属于躁狂抑郁性精神病谱系，他指出，前者的治疗常常与后者的治疗相互重叠。他还认为，他的分类体系最终将通过医学研究得到验证，并且确定这些疾病的根本原因。

克雷珀林对这两种情况（早发性痴呆和躁狂抑郁性精神病）的认识并不是全新的理解，但他提供了最为清晰和最具决定性的描述。然而，他所提出的分类体系并没有被普遍接受，关于他如何对某些情绪障碍或人格问题（包括慢性抑郁症等）进行分类，甚至直到今天都存在相当大的争议。克雷珀林试图建立一个更加系统的框架来定义疾病发展的不同模式。尽管躁狂抑郁性精神病这个术语已经基本被双相情感障碍这个术语所取代（见专栏2），但他所做出的努力，直到今天仍然在影响着现代精神疾病的分类体系。

专栏2 躁郁症或双相情感障碍

克雷珀林将所有的情绪障碍都归入躁狂抑郁性精神病谱系。

随着时间的推移，人们开始接受另外一种非传统的模型，它假设存在着两种截然不同的情绪障碍：一种是患者会经历躁狂和抑郁的发作，另一种则只有抑郁发作。1957年，德国精神病学家卡尔·莱昂哈德创造了"双相"这个术语，用来描述躁狂和抑郁不定期发作的情况，而"单相"这个词则用来描述仅以抑郁为特征的疾病。这些术语也可能被莱昂哈德的前辈卡尔·克莱斯特使用过，他也是德国的一位精神病学家，莱昂哈德曾与他共事。

1966年，佩里斯和昂斯特进一步证实了单相和双相的区别，他们发现，这两种情况可以通过该障碍的家族史差异来进行区分。在1960年代出版的诊断手册之中，双相情感障碍这个术语首次取代了躁郁症。

弗洛伊德和神经症的分类

1856年，西格蒙德·弗洛伊德出生于弗莱堡，那是摩拉维亚的一个小镇。他是家里八个孩子中最大的一个，据说是母亲最疼爱的孩子。确实，许多关于弗洛伊德早年生活的文本都很重视这个事实：他的母亲称他为"我的黄金西格儿"。在弗洛伊德很小的时候，他们全家就搬到了维也纳。他一直生活在那里，直到1938年，为了逃脱第二次世界大战爆发之际犹太人所遭受的迫害，他不得不移居伦敦。

在医学院就读期间，弗洛伊德就对神经病学产生了浓厚的兴趣。1885年，他前往巴黎萨尔佩特里尔研究所，跟随著名的神经学家让-马丁·沙可学习了一段时间。沙可对癔症非常感兴趣。当时，癔症被认为是一种神经症性疾病，因为这些患者所体验到的躯体症状（如麻痹等）并没有明确的生理（器质性）基础。通过运用催眠，沙可证明，患者的临床表现与其内心持续存在的冲突有关，这些冲突可以解释患者体验到的症状。他认为，患者的心理痛苦发生了转化或"转变"，成了躯体的问题。沙可还提出，使用催眠暗示可以释放这些潜意识的力量，并带来症状的改善。

弗洛伊德意识到，心灵的潜意识部分对行为有着极为强大的影响。于是，他扩展了催眠术的使用，将其用于揭示无意识的创伤记忆，患者意识不到并压抑了这些记忆。通过一系列详细的案例研究，弗洛伊德发展出一套理论，以解释过去未得到解决的冲突如何在之后的生活中引发特定的神经症性症状。之后，他提出，精神分析可以帮助解决这些冲突，并创造更为健康的精神状态。

弗洛伊德针对抑郁症构建的概念可以追溯到他的三种假设模型，即心理（或他所称的精神）组织方式、人格发展过程以及神经症性疾病的可能病因。我们会简要回顾这些模型，方便读者领略弗洛伊德想要表达的观点，但如果想要深入研究这些知识，感兴趣的读者便须参考其他的文献资料。弗洛伊德的第一个理论被称为心理地形说，他认为，人的心理由三个部分组成：意识、前意识（我们目前没有注意到的，但可以进入和关注的部分）以及潜意识（我们无法觉察，但可以对我们施加影响的部分）。

　　弗洛伊德还提出了一个结构模型，用于解释人格如何塑造我们的行为和反应，这个理论有时被称为第二地形说。这个模型非常重要，因为它引入了本我、自我和超我的概念。在弗洛伊德看来，本我由快乐原则所驱动，也就是说，潜意识之中的欲望和功能都需要得到即时的满足。而自我则努力以适当的方式满足本我，它的作用好比本我与外部世界之间的调解员。自我遵循现实原则，例如，它允许延迟本我的满足，使其能在适当的时间、以社会可接受的方式发生。弗洛伊德提出了一系列用来维护平衡的心理防御机制，例如，将以某种方式行动的理由合理化，或者否认某个冲动的行为所带来的后果。超我是人格最后发展出来的部分（大约在5岁），它为我们提供了是非观，并且会修正自我的行为。弗洛伊德认为，人格若要健康发展，本我、自我和超我三者必须保持平衡。他认为，任何失衡都会导致人发展出神经症，如抑郁症或焦虑症等。比如，弗洛伊德提出，如果本我的驱动力凌驾于超我之上，个体就会感到内疚；或者，如果自我压制了本我，个体就会产生焦虑。

　　弗洛伊德的第三个理论涉及儿童期的性心理发展，以及婴儿顺利成长为健康的成年人所必须经历的阶段。该理论将人类的心理发展过程划分为一个可预测的序列，比如口欲期、肛欲期和生殖器期（与俄狄浦斯情结有关）等。弗洛伊德认为，任何一个阶段的冲突都可以用于解释后来发展出来的神经症和个体所体验到的症状类型。他还提出，某些人格特质与个体未能顺利地度过某个特定的发展阶段有关。例如，弗洛伊德提出，肛欲期遭遇困难可能会引发强迫性症状。相反，如果口欲期出现困难，个体便可能会在成年之后的生活中表现出被动、依赖和自我怀疑等人格特征，他认为，那些容易罹患抑郁症的人常常具有这些特征。

1917年，弗洛伊德发表了著名的文章《哀悼与忧郁症》，其中他将忧郁症（严重的抑郁症）与哀悼（个体丧亲之后的悲伤）进行了比较。他认为这两种情况都与丧失有关，但又指出，两者的区别在于这两种不同类型的丧失所带来的不同感受。在哀悼的过程中，人们对丧失的体认停留在意识层面——死者是"丧失的客体"，悲伤和愤怒等与丧亲相关的情绪会向外部表露出来。忧郁症的情况则刚好相反，弗洛伊德认为，个体此时失去的是"理想客体"，例如失去爱（如遭到拒绝或关系破裂之后的体验）。他进一步指出，与哀悼不同的是，在忧郁症中，这种丧失在一定程度上是潜意识的，原本指向丧失客体的愤怒转而指向了自己。此外，弗洛伊德还表示，如果由于丧失而罹患忧郁症，个体要么是退回到了早期的发展阶段，要么就是无法走出这个阶段。他认为，那些可能会由此变得抑郁的人，他们的自我价值感往往受到了损害，所以，当他们丧失"客体"的时候，就会变得无依无靠，而这种缺乏弹性的状态增加了他们罹患抑郁症的风险。

基于症状和心理发展起源的假设，弗洛伊德将抑郁症与其他神经症进行了区分。如今，虽然他的许多想法都已经遭到抛弃或修正，但他的研究的确帮助我们阐明了从"正常的悲伤"到抑郁症这个连续体，并说明了人格特征和疾病症状是如何相互交叠的。然而，弗洛伊德构建的这些模型，主要基于他在维也纳的私人诊所里与中上阶层的女性患者所开展的工作——这一人群与克雷珀林在精神病院所观察的那些有助于精神病分类的案例有很大的不同。尽管如此，他们两人的观点都对后来抑郁症的界定以及精神障碍的诊断和分类产生了巨大的影响。

边界：分界线，区域界限的标记线

任何涉及抑郁症的讨论，都会遇到这样一个问题："抑郁"这个词会被不同的人用来表示不同的东西。对大多数公众来说，"抑郁"常被用来描述正常的悲伤。在临床实践中，"抑郁"可以用来描述消极的情绪状态，而这些情绪状态可能会发生在一系列疾病之中（例如，精神病患者也可能会报告自己有抑郁情绪）。然而，"抑郁"这个词还可以用于表示一种诊断。当它被用作诊断的术语，便意味着患者同时出现了一组症状，最常见的变化出现在情绪、想法、感觉和行为层面。理论上，当所有这些症状都出现时，我们才能给出抑郁症的诊断。

"诊断"（diagnosis）这个词源自希腊语的 *dia*（"分开"）和 *gignokein*（"认识"或"了解"）。在所有的医学专业里面，诊断的第一步都是评估性访谈。在不同的医学分支（除精神病学以外）之中，我们可以使用一系列的检查来辅助诊断的过程。例如，疑似缺血性心脏病的诊断可以通过血管造影来验证（一种检测方法，将特殊的染料注入血管，可以发现所有向心肌供血的动脉变窄的情况）。精神病学领域缺乏这样的实验室检验方法，这意味着抑郁症的诊断需要依赖精神病学家的临床判断及其对症状模式的识别。这就带来了两个主要的问题。首先，做出诊断意味着我们试图对某个问题强加一种"存在／不存在"或者"是／否"的分类，而事实上，这个问题具有其自身的维度，它持续的时间和严重程度也多种多样。此外，很多症状都可能与患者本来就有的人格特征有着某种程度的重叠。

总之，这意味着一直以来人们都有一个非常关切的问题：究竟要达到什么样的程度，抑郁或抑郁症状才应被视为一种精神疾病呢？或者说，从健康的状态到正常的悲伤再到疾病，这个连续体的分界线到底位于何处？其次，到底哪些症状组合和功能受损可以通过临床干预获益？多年来，人们在这个问题上一直都未能达成共识。治疗应当从何处入手，或者应当使用何种疗法——在这些方面意见不一，直到今天都是问题的主要根源。

这些问题的存在，影响了情绪障碍的研究、临床实践以及公众对抑郁症概念和治疗依据的信心。几十年来，国际上一直都在努力通过引入基于标准的精神障碍分类法，以将诊断方法标准化。专栏3是用于诊断重性抑郁的一个标准示例，其依据是美国精神病学会的《精神障碍诊断与统计手册（第四版）》（这组标准并非最新的版本，之所以选择这个版本是因为它比其他版本更易理解）。使用这些标准进行诊断包括几个步骤。例如，如果某个人报告的症状确定可以归为抑郁症，接下来，就应当对症状的强度进行维度评估，以明确其抑郁的程度应被视为轻度、中度还是重度。此外，还有可能需要进行其他的步骤。例如，有可能需要具体说明患者表现出来的其他特征，比如，患者的抑郁是否伴有任何现实感的丧失（精神病性抑郁）等。

专栏3　重性抑郁的诊断标准示例

A. 连续两周出现五种（或五种以上）下列症状，且体现出原有的功能发生了变化；其中至少有一种症状是（1）情绪抑郁或（2）失去兴趣或愉快感。

(1) 主观感觉或他人观察报告，几乎每天都有大部分的时间感到情绪抑郁；

(2) 对所有活动（或几乎所有活动）的兴趣或愉快感明显降低，并且几乎每天大部分的时间都是如此；

(3) 没有节食但仍有明显的体重减轻，或体重增加，或几乎每天都有食欲减退或增加；

(4) 几乎每天都失眠或睡眠过多；

(5) 几乎每天都有精神运动性激越或迟滞（不仅主观感到坐立不安或迟缓，他人也可观察到）；

(6) 几乎每天都会感到疲劳或精力不足；

(7) 几乎每天都有无价值感，或者过多或不恰当的内疚；

(8) 思维能力和注意力几乎每天都会减退，或感到犹豫不决；

（9）反复出现关于死亡的想法（不仅仅是对死亡的恐惧），反复出现自杀设想但没有特定计划，或者自杀未遂，或有具体的自杀计划。

B. 症状不符合混合发作（抑郁和躁狂同时出现）的标准。

C. 症状引发临床意义上的严重痛苦，或对社会、职业或其他重要功能造成损害。

D. 症状不是由药物的直接生理作用（如药物滥用和药物治疗的副作用）或一般的躯体疾病（如甲状腺功能减退）所造成。

E. 症状并不能用丧亲之痛来解释。（有趣的是，这条标准被新版本的分类体系剔除了。）

通过对抑郁症的诊断标准进行仔细的检查，我们发现，诊断主要依赖于对患者当时呈现出来的状态进行横断面评估。还须强调的是，患者当前呈现出来的状态，应该体现出其正常状态发生了变化，这个步骤有助于区分疾病发作与长期存在的人格特质。对患者长期存在的问题进行纵向的病史探究，也可以帮助我们确定患者之前是否经历过躁狂症（如果曾经有过这种情况，他们的诊断将被修改为双相情感障碍），或是否存在慢性的抑郁症病史（指一种持续存在的抑郁症状，可能不太严重，但患者仍然非常没有活力——通常被称为恶劣心境）等。此外，我们还须评估患者是否患有其他的精神或躯体疾病，因为这些疾病可能经常与抑郁症同时发生。

美国(《精神障碍诊断与统计手册》或简称为DSM)和欧洲
(《国际疾病分类》或简称为ICD)最早分别建立了用于诊断精神
障碍的分类体系。然而,这些分类体系最新的修订试图使其与诊
断的方法更为契合,与国际观点更为一致,并能确保各团体可以
就同一问题进行交流和比较。在缺乏诊断测试的情况下,要对疾
病进行分类,目前仍然依赖于专家对症状概况所形成的共识。

分类体系并不是静态的,我们认识到的抑郁症的表现范围
及其在分类手册之中的位置在随时间发生着改变。例如,弗洛伊
德关于抑郁症的模型影响着早期的DSM版本,其中较轻的持续
性抑郁症状(被称为恶劣心境)主要被视为一种人格类型,因此,
在关于分类体系的教科书里面,它们就被列入人格问题的类别。
DSM之后的修订版本较少基于未经证实的理论模型,而是试图根
据实验性证据进行分类决策。一些研究表明,重性抑郁和恶劣心
境的症状有许多重叠之处,80%的恶劣心境患者会在人生的某个
阶段经历重性抑郁。因此,有学者认为,恶劣心境应当重新被归
类为一种情绪障碍。

在分类体系中移动某类疾病的位置,这似乎是一项学术或智
力活动,但我们要认识到,这种变化可能具有非常重要的意义,因
为诊断和分类的一个重要作用就是指导治疗决策。恶劣心境在
分类体系之中的重新定位,意味着针对它的治疗方法已经从单纯
的心理治疗(一种干预措施,用于解决由某些人格特质而导致的
障碍)转变为心理治疗和药物治疗的联合治疗(就像用于许多情

绪障碍的一样）。然而，这个简单的例子也暴露了当前分类体系的弱点。即便我们可以根据新的科学发现对分类体系进行调整，它们也仍有可能存在着偏差。因此，这些分类体系为何会在某些群体中引发质疑，也就不言自明了。

总之，分类体系要想具有实用价值，它就必须可靠又有效。如果某个诊断是可靠的，那么，不同的医生与症状相同的患者面谈，他们将会做出相同的诊断。如果某个诊断具有预测的效度，这意味着它有可能对那些诊断相同的个体进行预测，比如病程的发展以及患者对不同的治疗可能会产生什么样的反应等。几十年来，由于缺乏可靠性，精神病学诊断的可信度被广为诟病，以至于在1950年代至2010年间，分类体系的大多数修订版本都集中于提高诊断的可靠性。然而，我们在其有效性方面的关注仍显不足，除非得到改善，用于诊断抑郁症的标准会一直被认为带有某种程度的武断（例如，九种症状之中至少出现五种，且症状持续出现两周，就可以将其诊断为抑郁症的重性发作，而这个标准几乎没有任何实验性证据的支持）。

当我们将抑郁症作为一个独立的实体来开展讨论，关注其治疗的基本原理时，就会频繁遭遇抑郁症诊断和分类体系之中存在的缺陷。值得注意的是，医学领域也采用了类似的方法来判断个体处于健康还是患病状态。例如，血压水平是一个连续体。然而，当个体的血压测量值达到某个预定的水平，我们就会报告该个体现在达到了高血压的特定诊断标准。根据与他们年龄、性别的常模或平均水平的差异程度，他们接受的干预措施也各有不同。他们可能会被要求定期监测血压，并改变他们的生活方式。然而，如果问题仍然存在，或者变得更加严重，医生可能就会建议采取其他的一些干预措施以及药物治疗。对这一常见的躯体健康问题而言，这是一种极为合理的方法，已经得到了广泛的接纳。但是，如果我们对抑郁症采取类似的"分级治疗"方法，却常常会遭到嘲讽。这暴露出一个常见的双重标准问题，它们似乎适用于一般躯体健康问题，却不适用于精神健康问题。使用同样的临床管理策略治疗抑郁症被认为是不科学或存在争议的。

值得注意的是，鉴于现在缺乏客观的实验室检测技术，目前针对抑郁症的诊断方法的确具有其实用性。可以说，当症状的严重程度、持续时间、痛苦程度以及社会功能的受损水平达到了某个约定的阈值时，患者的问题就应当引起临床关注，个体就应当获得必要的帮助来应对自己的这些遭遇。

第三章

哪些人具有罹患抑郁症的风险?

使用更为统一的诊断标准来鉴别抑郁症患者,其优点之一便是可以进行国家和国际的比较。通过大规模研究,我们可以估算出抑郁症的总体患病率;通过重复调查,可以检测出这些比率随着时间而发生的变化。我们还可以根据国家、文化、经济和社会阶层以及其他的人口统计学特征(如年龄、性别和婚姻状况等)对抑郁症病例的分布情况进行比较。这些子群体之间的差异可以为我们提供重要的信息,帮助我们了解哪些人具有罹患抑郁症的风险,在什么时间点最有可能出现抑郁发作,还有助于发展关于哪些因素可以降低这种风险或防范此类情况发生的理论。

在本章,我们将探讨抑郁症的流行病学(也就是抑郁症相关状态的分布和决定因素),举例说明抑郁症在整个生命周期中的表现,并对某些性别相关的问题开展讨论。最后,我们将着重阐述当前关于预防自杀的一些思考。

流行病学

世界卫生组织(WHO)估计,全球每年都有超过5%的人可能会罹患抑郁症,大约有15%的人会在一生中的某个阶段经历抑郁。一般而言，一次抑郁发作会持续4～8个月，但复发是很常见的，大约50%的抑郁症病例会在5年之内至少再发作一次。令人感到遗憾的是，世界卫生组织还报告称，在经历过抑郁发作的人之中，只有25%的人能够获得有效的治疗。然而，在这些标题性数字的背后，这些估算数据还存在着相当大的差异——所以，这里选取的例子仅仅是为了对这些差异进行说明。需要强调的是，我们在此讨论的这些问题其实并不详尽，之所以选择这些主题，只是为了展示研究人员如何使用这些数据，从而发展出各种各样的理论，来解释为何某些亚群体更容易或者更难抑郁。

地理位置

各个国家或大洲的抑郁症患病率并不一致。例如，据报道，法国和美国的患病率特别高，其原因尚不清楚，印度也有类似的高患病率，而中国台湾和中国大陆的患病率极低。有人认为，这些患病率之所以存在差异，可能并不是地理因素导致的，而在某种程度上与国内生产总值（GDP）相关——相较于中低收入国家（略高于10%），抑郁症在高收入国家更为常见（约15%）。

长期以来，有一种观点认为（这个观点最初是由精神分裂症的研究人员提出的），相较于工业化或城市化的环境，农业社会可能是压力较小的居住环境，而且，这样的社区对抑郁症患者的态度可能也更为宽容和支持。我们尚不清楚这个观点能否解释抑郁症患病率的地区差异，不过，类似印度这样目前正在经历重大社会和经济变革的国家，它们的相关数据是很有趣的。有人认为,处于变迁之中的地区可能会表现出更大的不稳定性。因为都市和更为偏远的地区在价值观方面存在冲突,潜在地加剧了这些地区的压力水平。该理论认为,相较于那些生活地区更为稳定的类似个体,抑郁症的易感个体经历抑郁发作的概率可能会更高一些。与此相反,还有人认为,一些国家(如中国)报告的抑郁症患病率较低,可能是因为某些个人或社会群体仍然不太能认识或承认心理问题的存在,因此也无法寻求专业的帮助。

文化和种族

在不同的种族和文化中,抑郁症及其症状也可能有着不同的表现。美国曾经开展过一项大规模的社区研究(其结果发表于2012年),可以简要地说明这一现象。

西班牙裔美国人和美国白人的抑郁症年患病率几乎相同(约为7%),美国黑人略低(略高于6%),亚裔美国人约为3%,而阿拉斯加原住民的比率约为10%。个体如何感知自身的抑郁,可能会影响这份报告的数据。众所周知,在某些文化或种族群体之中,人们更多关注躯体体验(如乏力、食欲不振和睡眠紊乱等),而非抑郁症的心理或情感症状。例如,来自亚洲国家或文化的个体更有可能报告躯体症状。因此,那些指出某些地区或国家的抑郁症患病率较低的文章,其实可能低估了实际的患病率。或者说,数据方面的差异也许并非源自个体报告症状时所表现出来的差异,而是因为:在美国,不同的种族群体或文化可能具有特定的风险或保护因素,可以修正不同的亚群体罹患抑郁症的风险水平。

社会经济学

2010年，一项针对德国、美国和英国抑郁症患病率的对比调查发现，在调查对象最为贫穷的子样本之中，个体的抑郁症患病率最高（18% ～ 27%）；在最为富有的子样本之中，个体的抑郁症患病率最低（4% ～ 10%）。其他一些研究表明，失业人群的抑郁症患病率是在职人群的三倍。这些数据常常是存在争议的，主要是因为不同的政治团体在以不同的方式解释（使用和误用）这些数据。然而，我们必须认识到，患病率增加的相关证据本身并不能解释因果关系的方向。也就是说，我们不能假定失业增加了个体罹患抑郁症的可能性，因为有可能是个体先出现了抑郁，其获得或维持职业的能力被削弱，因而产生了连锁反应，最终影响到了收入水平和生活质量。事实上，在这个例子中，两者之间可能存在着双向关系：失业增加了个体罹患抑郁症的风险，抑郁症也增加了个体失业的风险。

年　龄

国际研究表明，抑郁症首次发作的平均年龄在25 ～ 30岁之间；一些报告显示，与高收入国家相比，低收入国家抑郁症首次发作的平均年龄要早两年左右。一项在美国进行的大规模社区研究表明，18 ～ 25岁人群的抑郁症年患病率（约十分之一）高于其他任何年龄段人群。在全球范围内，大约40%的个体称自己最初的抑郁发作发生在20岁之前，大约50%的个体发生在20 ～ 50岁之间,只有10%的个体称自己的首次抑郁经历发生在50岁之后。

有趣的是,有证据表明,在过去的50～60年间,抑郁症的患病率和首次发病年龄已经发生了改变。对第二次世界大战之后出生的个体而言,至少经历一次抑郁发作的风险增加了,而首次发病的年龄却降低了。对于这些随着时间而产生的变化,有观点认为,抑郁症患病率的上升其实是过度医疗的证据,也就是说,正常的悲伤也会被误诊为疾病。而另一些解释认为,抑郁症的患病率有所上升是人为导致的结果,因为全体社会成员获得医疗服务的机会大大增加了(即抑郁症的患病率并没有发生变化,但其发现率有所增加),或者说,更多的个体做好了寻求帮助的准备。

如果过度医疗或寻求治疗这一变化因素无法解释抑郁症的患病率及其首发年龄的变化,那么,考虑其他可能的原因也很有趣。这种增长发生在一个相对较短的时间段内,这意味着,遗传学不太可能解释这些现象,因为我们的基因结构要花数百年的时间才会发生明显的变化。然而,社会和环境的变化却可以在几十年内对我们的健康和幸福产生重要的影响。例如,有研究表明,人们在战后对毒品和酒精的接触增多,可能是抑郁症患病率增加的部分原因。

性　别

一直以来,报告都称女性的抑郁症患病率是男性的两倍。调查显示,不管是未经治疗的群体还是接受治疗的群体,均存在着这种性别差异,因此它不能仅仅被归因于女性更容易感知、报告痛苦或更容易寻求治疗等因素。有学者提出了一些其他的解释，其范围从激素变化所产生的影响到社会角色的差异等，不一而足，我们将在第四章对这些内容展开讨论。

婚姻状况

从跨文化的角度来看，无论是由于死亡、离婚还是分居，失去伴侣都会增加抑郁症的患病率。已婚男性罹患抑郁症的概率最低，而分居或离婚的男性有更高的患病率。在女性群体中，这种差异不那么明显。对于这些发现，人们提出了许多解释，但并没有明确的答案。例如，我们目前还不能确定，究竟是抑郁症导致了婚姻的失败，还是离婚或分居的压力（或原因）导致了抑郁症。或者，人格异常等独立因素不但会增加个体罹患抑郁症的可能性，也会影响他们维持长期关系的能力。

不同人生阶段的抑郁症

在本章的剩余部分，我们将探讨儿童和青少年时期的抑郁症、育龄期女性的抑郁症、男性抑郁症以及与躯体健康问题并存的抑郁症。最后，我们将会着重讨论与自杀有关的问题（这个问题在青年人和老年人群体之中最为常见）。

儿童期

多年以来，抑郁症都被认为是中年人和老年人才会罹患的疾病，儿童和青少年似乎对抑郁症是免疫的。只有少数人持有不同的看法，他们认为，抑郁症在儿童期就有可能发作。然而，支持上述观点的证据并不多，因为参与研究的通常都仅限于18岁以上的个体。大约从1975年开始，不少心理健康研究机构开始质疑儿童抑郁症并不存在的共识，一些针对儿童和青少年的长期随访研究便由此开始了。这些研究设计非常复杂，且持续数年，对儿童和青少年开展多次评估，考察有多少儿童会感到抑郁，这个群体中有多少人经历过反复发作的抑郁症、躁郁症或者其他方面的心理健康问题，又有多少人仅经历过一次抑郁发作，但没有任何进一步的心理健康问题。事实上，从这些研究中得出的最重要的结论远远超过了简单的数字运算，它们对儿童和青少年罹患抑郁症的风险及其保护因素，以及男孩和女孩在青春期前后不同的抑郁症模式，都提供了非常重要的洞见。

　　研究发现，11岁以下的儿童罹患抑郁症的情况相对较为少见。在青春期之前的儿童群体中，女性的患病率并不比其他所有的年龄组更突出；事实上，有研究表明，男孩的抑郁症患病率可能比女孩的更高一些。有趣的是，许多儿童的抑郁症并不是孤立发生的，他们的症状往往与焦虑或易怒混合在一起。此外，抑郁症通常并不是这些孩子最先遇到的问题。大约五分之四的儿童身上发展出来的抑郁症，往往是自闭症或破坏性行为问题等其他障碍的并发症。一些研究人员推测，在这些孩子身上观察到的抑郁症状（如精神不振和睡眠改变等）可能代表了一种"疲劳综合征"，这是由于他们所经历的其他问题造成了高强度压力，从而引发了抑郁症状。这个观点极为重要，因为它与以下理论有共通之处：应激激素系统的亢进可能会导致抑郁症状（详见第四章）。在这些大规模的研究中，还有另外一个值得注意的发现：有抑郁症家族史的儿童（例如，父母或祖父母曾经接受过抑郁症相关的治疗），他们早年经历抑郁发作的可能性是其他孩子的四倍；和其他孩子相比，如果他们有过一次抑郁发作的经历，就更有可能会经历多次的抑郁发作。

鉴于有些群体怀疑成年人的抑郁症是一种"捏造"的疾病，那么，关于5～11岁儿童抑郁症的研究报告自然引发了一场全新的争论，尤其是因为治疗干预可能会带来一些后果。许多临床医生都对给儿童和青少年用药的问题保持沉默，这是可以理解的，因为这些药物是为治疗成人疾病而开发的。研究表明，谈话治疗（如认知行为疗法和家庭治疗）是有效的，但最近的研究也转向这样一种观念：对于那些更大的风险较高的儿童群体而言，重要的是要增加他们的适应能力，从而减少他们罹患抑郁症的可能性。例如，这使得人们开始探索将心理健康提升课程纳入学校课程并引入社会情绪学习（SEL）课程等做法的益处。还有一些更为具体的抑郁症预防策略把为儿童提供正念训练的项目纳入其中。

青春期

只要和某个青少年相处几天，任何人都会意识到，他们的情绪状态、睡眠模式和自尊都是变幻莫测的，他们自身也普遍感觉到强烈的痛苦。因此，要想确定青少年正常的不愉快感觉究竟何时会演变为抑郁发作，并需要接受治疗干预，是一个相当大的挑战。尽管如此，最新的一些研究表明，青少年的抑郁症患病率与老年人的是相同的。

通过对青少年抑郁症的研究，我们可以得出一个非常重要的结论：青春期这个阶段而非年龄的变化似乎预示着患病报告率急剧上升。这表明，激素的变化可能起到了举足轻重的作用，这一假设得到了以下研究结果的支持：在青春期后期，年轻女性的抑郁症发病率是年轻男性的两倍。如在年龄更低的儿童中发现的那样，有抑郁症或躁郁症家族史的青少年在成年早期比那些没有任何家族史的青少年罹患抑郁症的风险更高，而那些情绪问题反复发作的青少年常常有相关的家族史。

即使是发展正常的青少年，仍然会经历许多可能会引发抑郁症的生活事件。同辈交往问题、关系破裂、离家出走以及接触毒品和酒精等都有可能促使抑郁发作，尤其是那些由于某些其他的原因（如情绪障碍家族史）而对抑郁症更为易感的个体。此外，对这个年龄阶段的青少年来说，学业表现和经济问题也都是相关的影响因素。例如，没有工作、没有接受教育或培训的青少年（即所谓的"啃老族"），他们的抑郁症患病率是非"啃老族"的同龄人的三到五倍。虽然其中的因果关系很难厘清，这一发现却表明，任何针对青少年和青年人的抑郁症干预措施都不能仅仅局限于抑郁症症状的治疗，我们还需要帮助他们重新融入社会和学习生活之中。

对于服用抑郁症药物这一问题，青少年常常表现出矛盾的心理状态，这也是意料之中的事情。此外，对于接受其他类型的疗法（如谈话疗法等），年轻男性也同样存在困难。为了解决这一困境，有人提出了一些解决方案，比如使用以活动和行为为导向的小组来帮助青少年解决抑郁症的症状，以及探索使用互联网应用程序或网络课程等电子媒体。澳大利亚等国家正在进行这方面的研究，他们会为某个特定学年的所有在校学生（例如那些正在参加期末考试的学生，而这些考试将会决定未来其进入更高等级教育阶段的前景）提供这些辅导。这些学生之所以被确定为研究对象，是因为他们在面对这些压力源的时候，抑郁症的患病率预计会出现上升，并且预防可能比治疗更好一些。

许多经历过抑郁发作的年轻人会发现，他们的这种心理问题仅限于青春期。然而，对另外一些人而言，这些问题却预示着某种疾病的开始，会对他们造成多年的影响。找出哪些年轻人最有可能罹患复发性的情绪障碍，是一项首要研究课题。此外，将那些可能会反复出现抑郁发作的个体，与那些既可能出现躁狂发作又会出现抑郁发作的个体区分开来，也是非常重要的。到目前为止，我们对此还知之甚少。例如，我们现在已经知道，在成年早期罹患双相情感障碍（或称躁郁症）的个体中，70%的人都称自己在青春期有过抑郁发作。并且，与那些患有复发性抑郁症的患者相比，他们的发作年龄通常会更早一些。然而，识别哪些青年人既有抑郁症病史，又有躁狂发作的风险，会是一个相当大的挑战。因为冒险、行为放纵、彻夜不眠以及成为社交狂人等行为可能是躁狂表现的一部分，而非青春期晚期的患者一定会出现的症状。

目前，拥有双相情感障碍的家族史是为数不多的一种确定因素,可以帮助我们识别哪些年轻人更有可能在未来经历躁狂发作。我们对双相情感障碍做出明确预测的能力有限,这严重妨碍了有效的治疗。几项针对双相情感障碍患者的调查发现,对患者及其家人来说,无法及时识别问题并提供最适当的干预措施,是他们面临的最大问题之一。

想要确定哪些个体最终会罹患双相情感障碍还存在着另一个问题:即使某人的罹患风险高于平均水平,也不太可能(而不是更有可能)经历躁狂发作。目前据估计,在具有多种危险因素的群体之中,只有不到三分之一的个体会发展成为完全的双相情感障碍。由此而言,对那些具有罹患双相情感障碍的风险但还没有被确诊的个体来说,给他们开出适用于成年患者的常规治疗处方是不合理的。一些研究人员正专注于开发一些高收益、低风险的干预措施。这些措施主要包括一些非医学的治疗方法(如生活方式管理和心理教育项目等),可以帮助年轻人学会处理早期的症状,或者应对社交问题,同时又没有药物可能会带来的副作用或不良反应。然而,目前还没有足够的证据能够支持我们在日常的临床实践之中引入这些措施。

育龄期女性的抑郁症

在这一部分,我们不会考虑所有与女性相关的抑郁症表现,而是着重讨论两种与生育有关的抑郁障碍,即产后抑郁症和产后精神病。

婴儿的出生往往是一件值得庆祝的事情,而与此相关的产后抑郁症却常常无法被直系亲属之外的人们所理解。人们很容易接受这样的事实：初为人母可能会在刚分娩后的数天内表现得情绪激动或者哭哭啼啼，这可能是由于激素水平骤降、身体开始感到耗竭，或是父母双方都被照顾新生儿的责任压得喘不过气来，等等。但是，这些短暂的"产后忧郁"并不等同于更为严重和持久的抑郁发作，后者是需要倍加重视的严重问题，并且需要及早进行干预。我们为这些患者提供任何治疗，都必须直接处理她们因为自己变得抑郁而引发的内疚感。

在大多数情况下，产后抑郁症与其他时期出现的抑郁症在征兆和症状方面并没有什么明显的区别，产后抑郁症的特殊之处在于它对婴儿的潜在影响。抑郁症不仅会损害母亲的自我照顾能力和生活质量，还会影响到婴儿的日常护理。更为重要的是，它会使母乳喂养变得复杂，因为某些抗抑郁药物会通过母乳的分泌传递给婴儿。在这个时期，抑郁症还会影响到母亲和孩子之间亲密关系的形成过程，因为一个抑郁的母亲可能不太能够和孩子互动，或者很难以温暖和一致的方式做出反应。不幸的是，这样的母亲因为自己的这种表现而产生的感觉，可能会加剧并延长她的抑郁，她因此可能会认为自己是一个糟糕的母亲。显然，这种自我批评会让新手妈妈和她身边的人更加难以应对抑郁症。

对母亲进行干预也将有助于孩子的健康，因此，有许多临床方案都致力于早期识别和治疗产后抑郁症。许多产科和助产服务机构会使用筛查问卷，试图尽早发现问题。这种类型的工作已经确定了某些非常重要的问题，比如抑郁症状发作的时间等。很多人认为,所有想要怀孕的女性都会因为怀孕而自始至终感到非常满足和快乐,但与之相反,许多所谓的产后抑郁症状似乎在产前阶段就已经出现了。这一发现具有重大的意义,可以帮助我们向孕妇提供及时的支持和照顾,该研究也建议这些筛查方案应该尽早实行。

如果孕妇在产前便开始出现抑郁症状,那么她的应激激素系统可能更为活跃(我们将会在第四章进行讨论)。此外,母亲和婴儿之间也存在着直接的连接(通过胎盘),这意味着,母亲的激素过度活跃会在某些情况下影响到小孩在早年生活中对压力的反应(因为激素可以通过胎盘影响婴儿正在发育的应激激素系统)。综上所述,这项研究强调,治疗涉及怀孕与分娩的抑郁症,对女性和孩子短期和长期的健康都至关重要。

产褥期或产后精神病并不是一种常见的疾病,约有千分之一的孕妇可能会罹患此病。有学者认为,产后精神病与双相情感障碍有关,它的症状可能伴随有现实感丧失或某些精神病性的症状(幻觉和妄想),并且经常会有自杀或者害怕自己伤害到婴儿的想法。这个问题自古便被人们所认识,但最早的精神病学描述则要归功于奥西安德尔1797年的著述。古奇在1830年代对该疾病的一段描述则给出了这种疾病的真切感觉:"患者咒骂、咆哮、背诵诗歌、淫言秽语、胡闹,整个家里简直一塌糊涂。"

在一篇关于精神病学历史的论文中,希拉里·马兰德对19世纪精神病院中那些被诊断为产后精神错乱的女性所留下的病例记录进行了精妙的回顾。马兰德报告说,这些病例记录描述了产后躁狂症的多个不同阶段，包括一些目前已经不再被认为是产后躁狂症的症状，比如呆滞和惹人发笑等。值得重视的是，人们显然常常以评判的眼光来看待这种疾病，认为它与性行为有关，违背了女性得体的行为准则以及母亲的责任等。产后精神错乱不仅仅源自分娩的生理特性，还受到贫穷、营养不良、困难的家庭关系和压力等社会因素的影响。当时的治疗手段包括：让患者吃到肥胖，让她们充分休息、补充营养等。在英国文学中，对产后精神病的描述最为著名的作品之一，便是夏洛特·帕金斯·吉尔曼的短篇小说《黄色墙纸》。这部作品饱受争议，不仅因为它对这种疾病经历的描述，还因为小说主角的丈夫及其医生同事们有意识或无意识对她进行虐待。

如今，产后精神病被认为是一种极其严重的疾病，通常被看作一种临床急症，需要在专门的母婴病房接受住院治疗。读完已发表的一些涉及产妇死亡（定义为在怀孕期间或在婴儿出生一年之内发生的死亡）的机密调查后就会明白，为何产后精神病这一问题会受到高度关注。《母亲为何死亡》等文件强调，悲剧性的自杀是新手母亲死亡的主要原因。产后精神病也是导致母亲杀害自己孩子最为常见的原因——这些母亲怀着一种令人心碎的信念，认为自己这样做，是为了让孩子免受未来的苦难（见专栏4）。

专栏4　杀婴罪

在19世纪，产后精神错乱曾被用于杀婴罪的辩护。在当时的欧洲，这被认为是重大的公共卫生问题。直到今天，孕产期抑郁症或产后精神病仍然是涉及杀婴罪最为常见的诊断。如果该诊断得到法院的确认，相较于其他形式的谋杀，这种情况通常会从轻处罚。

男性抑郁症

在过去，抑郁症通常被视为一种"女人的疾病"，以至于直到最近，健康促进和公众信息宣传活动才开始意识到，我们需要在男性群体之中进行宣传，以改善男性抑郁症的识别问题，提高治疗的效果。男性和女性抑郁症患者所经历的症状，在本质上几乎没有什么不同，但在表达痛苦的方式或者对症状的反应上可能存在着性别差异。例如，男性患者更有可能变得孤僻，而不会寻求他人的支持或向他人倾诉；从表面上看起来，他们可能会变得更有敌意，更倾向于用酒精来麻痹自己的症状。此外，男性显然更难以接受自己存在心理健康问题，他们更有可能否认自己的病情，拖延寻求帮助的时间，甚至拒绝接受帮助。

在抑郁症的发病原因之中，并没有专属于男性的特定原因，但某些生活事件似乎的确与抑郁症的发展存在特殊的关系。例如，失业、退休、失去伴侣以及社会角色的改变等，都可能是导致男性罹患抑郁症的危险因素。此外，慢性的躯体健康问题或日益严重的机能衰退，也可能是男性抑郁症的诱因。

躯体疾病与抑郁症之间的关系是复杂的。人们抑郁的时候可能会主观地报告说自己的总体健康状况比其他人要差很多；同样，生病或处于疼痛的人可能会变得抑郁。甲状腺功能不全（甲状腺功能减退）等疾病可能导致的症状几乎难以与抑郁症进行区分。总的来说，患有慢性躯体疾病的个体罹患抑郁症的概率，几乎是没有此类疾病个体的三倍。有证据表明，相较于其他一些疾病，抑郁症与某些疾病的风险增加更为相关，如冠心病、中风、某些癌症和某些类型的糖尿病等。这些发现正变得越来越重要，因为研究表明，这些问题相互之间可能具有共同的遗传性风险因素。在临床方面，医生和精神病学家如今都已认识到，在治疗躯体疾病的同时治疗抑郁症，也许可以改善这些躯体疾病的治疗效果。如今，很多慢性躯体疾病的治疗方案都考虑到了这个问题。

自 杀

要详尽阐述自杀的根本原因所具有的复杂性，以及自杀风险的临床评估及其管理工作等，对本册简明读本而言是很不现实的。然而，谈及情绪障碍的时候，我们不得不承认，抑郁症患者比其他任何社会群体都有更高的自杀可能性。在简要的讨论中，我们重点介绍自杀风险评估的困难以及目前的自杀率等，对一些现有的争议（如自杀率和经济衰退、模仿性自杀等）加以评论，并探讨什么样的策略可以真正降低某个人群的总体自杀率。

收集自杀相关的数据面临着一个长期存在的问题：许多宗教和文化认为自杀是一种罪恶，或者是一种非法行为。这个问题导致了多种后果。例如,验尸官和其他公职人员经常努力避免将可疑的死亡认定为自杀,这意味着实际的自杀率可能被低估了。此外,在某些国家,自杀是非法的。将自杀行为定为犯罪,意味着那些活下来的人往往会遭受进一步的痛苦和污名化。尽管人们如今对自杀的态度已经开始有所改变,这个话题依然是某种禁忌,妨碍着数据的收集以及我们对自杀原因的理解。此外,自杀的定义也在重新接受审视,关于给绝症患者施行安乐死以及"死亡的权利"等问题也争执不下,这表明,自杀是一个能激起情感的话题,总是会引发同情和争议。

据世界卫生组织调查,全世界,每分钟就有一人自杀;也就是说,每年约有100万人自杀。所有的精神疾病都有导致患者过早死亡的风险,但抑郁症和双相情感障碍的相关风险是最高的——与普通人群相比,此类患者的自杀风险提高了15~20倍。在过去的半个世纪里,自杀率显著上升,但不同国家的自杀率有着显著的差别。据报告显示,穆斯林和拉丁美洲国家的年自杀率最低(每10万人约有6人自杀),而东欧国家的年自杀率最高(每10万人约有30人自杀)。男性比女性更常死于自杀,男性也倾向于使用更为暴力的自杀方式(比如上吊或开枪),女性则更有可能通过过量服药来自杀。

在不同的人生阶段,自杀的风险也有所不同。15~24岁和65岁以上这两个年龄阶段的自杀风险是最高的。在西方国家,年轻男性的自杀率出现了大幅上升,这被认为可能是由汽车尾气、饮酒过量、缺乏支持或及时的帮助、失业等致死原因间接引发的。

有研究表明，自杀率会随着经济的繁荣和衰退而发生波动，最新发表的一篇文献显示，欧洲近期出现的经济衰退导致自杀的人数增加了1万人（比预测的数量要多）。这些发现与早期的自杀理论有一些相似之处，它们都强调了社会因素可能会对个体造成的影响。

1897年，法国社会学家埃米尔·迪尔凯姆发表了关于自杀的研究结果。他认为，相较于个体特征，自杀的原因与社会因素存在更多的关联。他注意到，自杀率会随着时间和空间的变化而变化，例如，和平时期的自杀率比战争时期要低，经济萧条时期的自杀率比经济繁荣时期要高。迪尔凯姆试图寻找除了情绪压力之外的其他因素来解释这些变化，比如个体融入社会的程度，并发展出一种类型学，用来描述不同形式的自杀（见专栏5）。

即便可能会经历复发，大部分抑郁症患者都能够从疾病之中恢复过来，自杀其实是罕有的结局。然而，自杀的后果是悲剧性的，因此应当尽可能地预防自杀。专业人士已经引入一些临床方案，以提高抑郁症的检测率，并可以让高危群体（比如那些刚刚从精神病院出院的患者）在发病早期便得到有效的治疗。这些方案与培训计划相结合，以确保临床医生会询问抑郁症患者他们是否曾经考虑过伤害自己。有人认为提出这样的问题会增加患者自杀的可能性，这是毫无根据的。事实上，对大多数患者来说，能够和专业人士谈论这些想法，其实是一种解脱。确保临床医生能够识别出高自杀风险的患者，这一点至关重要，但是，据相关研究表明，降低自杀率最为有效的方法还是要采用以人群为基础的干预措施,比如通过媒体报道发布相关的指导方针,减少获取自杀手段的途径等。

专栏5　迪尔凯姆的自杀类型

失范型自杀

当某个社会对个体的影响非常微弱,个体便会在社会上迷失方向,不再受社会的引导。

利他型自杀

当个体高度融入某个社会,它便会对该个体的自杀决定施加强烈的影响。

利己型自杀

当个体未融入某个社会,该个体的决定便不再依赖他人的控制或意见。

宿命型自杀

当某个社会决定了个体的命运(与失范型自杀相反),那这个社会所制定的严厉规则便会导致宿命型自杀。

媒体对自杀的报道是否会导致其他人出现自杀行为,这个问题的答案是很难确定的。模仿自杀的相关证据是模棱两可的,尽管有人指出,当发生名人自杀事件时,这种风险便会陡增。然而,对模仿自杀风险的担忧并不是什么新鲜事,早在几个世纪之前就已经有相关的记载。例如,1774年,歌德的小说《少年维特的烦恼》出版之后,便出现了一连串的模仿自杀事件。这部小说讲述了一个年轻人因为不幸的恋情而自杀身亡。最终,这本书遭到封禁。

近来,人们担心某些自杀事件可能是由网络霸凌带来的痛苦所导致的,包括负面或侮辱性的评论等。这些评论被放在网页上面,或者通过不同的网站得到传播。由此,相关人士正在尝试推广一些准则,希望能够促进媒体负责任地报道自杀事件,并规范网站的访问途径,或者对那些不受管制的网站内容予以修改(尽管后者其实是很难执行的)。

降低自杀率最为有效的策略,其实是减少自杀方法的获取途径。例如,枪支管制更为严格的国家自杀率更低。此外,在20世纪初的英国,把头伸进煤气炉里自杀是常见的自杀方式,但是,随着煤气被北海的天然气所取代,自杀率便下降了。之后,新的汽车尾气装置也安装有催化转换器,从而减少了一氧化碳中毒导致的死亡事件。

1960年代,巴比妥类药物的使用受到了限制,这些药物导致的自杀率便下降了23%;有研究发现,限制购买非处方类的止痛药(镇痛剂,如对乙酰氨基酚),并使用泡罩包装来减缓药物的摄入,也可以降低自杀率。还有一些其他的公共卫生干预措施,比如在自杀的热点地区架设障碍或网兜,如英国布里斯托尔的克利夫顿悬索桥和美国旧金山的金门大桥等(见图3)。电话求助热线(如撒玛利亚会热线[①])可以为人们提供值得信任的交谈机会,这样的方式有望防止他们实施自杀的想法,许多高架桥上都挂有显示这些电话求助热线号码的标牌。

---

① 英国一慈善团体的防自杀危机热线,为情绪受困扰和企图自杀的人提供谈心服务。——译注

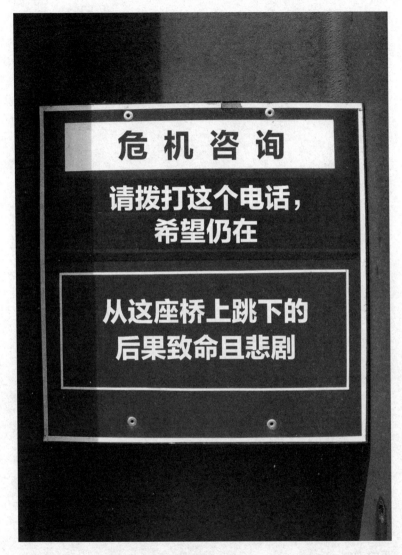

图3 旧金山金门大桥上的危机咨询标牌

第四章
抑郁症的模型

　　抑郁症的流行病学研究可以为我们提供关于抑郁症高危人群的重要洞见。例如，生活在不利社会条件之下的群体，以及近期经历过丧亲之痛的群体，他们的抑郁症患病率更高。然而，并非每个人在这些情况下都会发展出临床上所说的抑郁症。抑郁症的病因理论可以帮助我们解释这些个体差异产生的原因。在此，我们将重点介绍一些最为著名的生物学、心理学和社会学模型，然后对将这些模型整合为一个多维理论的尝试展开探讨。

生物学模型：单胺和神经-内分泌假说

　　抑郁症的化学失衡模型最初是被偶然发现的。20世纪中期，有报告开始指出，许多用于治疗内科问题的药物可以增加或减少抑郁症的症状。人们逐渐了解到这些药物对大脑中不同化学分子的数量所带来的影响，这些知识促进了抑郁症单胺假说的发展。为了理解这一点，我们将对神经系统传递信息的方式进行简要的说明。

　　很多脑区都对情绪的调节有着重要的作用。脑区之间以及脑区与身体其他部位之间的交流都是通过神经系统来完成的。

每个神经元（神经细胞）都是一个细胞体，具有一个轴突（像尾巴一样）和许多树突（像树枝一样）。树突网络之间的连接建立起了多个信息传递通路，一些神经细胞会增加网络内神经元的活性，另一些则会减少其活性（被称为抑制性神经元）。神经细胞之间并非直接相连，它们被一种叫作突触的小缝隙所隔开，而信息则会通过一个叫作神经递质（化学信使）的分子传递到突触。当电脉冲通过轴突，神经递质便会从囊泡（储存区）中释放出来。这种分子会与下一个细胞上的受体"对接"，信息便得以在网络之间进行传递（见图4）。在信息传递的间隙，受体会失去活性，神经递质便从对接状态得到释放，回到突触之中，最初释放神经递质的神经元便在这里将它重新吸收（这个过程被称为再摄取）。大脑中至少有30种这样的神经递质，但单胺亚组的神经递质对抑郁症

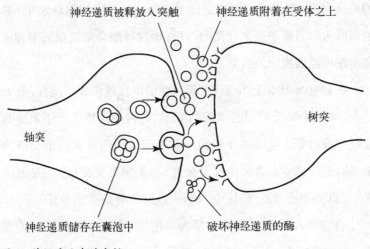

图4　神经系统中的突触

来说尤为重要，其中包括去甲肾上腺素、多巴胺和血清素。血清素调节着身体的许多重要功能，如睡眠、饮食和情绪等；去甲肾上腺素与应激反应、警觉性、精力以及生活兴趣有关；多巴胺的水平则可能影响到动机、愉悦感和"寻求回报"的行为；等等。此外，血清素的变化可能会提高或降低去甲肾上腺素的活性。

1950年代，一项研究分别报告了一种新型的降压药和一种新型的抗结核药对情绪、精力和食欲的影响。利血平最初用于治疗高血压，但是，在接受该类药物治疗的患者之中，约有15%的个体称自己经历了严重的抑郁发作，有时还伴有自杀的念头。相反，美国斯塔顿岛的一家疗养院却出现了不同的情况，接受异丙烟肼治疗的肺结核患者称自己比平常感到更加快乐，更有活力，食欲也有所改善。这些药物看起来是毫不相关的，但它们其实都作用于大脑中的同一种神经递质系统：利血平降低了单胺类神经递质的循环水平，而异丙烟肼则提高了这些神经递质的循环水平（异丙烟肼可以阻断单胺氧化酶的作用，而这种酶会降低单胺类神经递质在神经细胞中的数量）。

在1960年代和1970年代，抑郁症的单胺理论非常流行，有人认为，突触中缺乏可用的单胺（由于这些神经递质生产不足或其分解过度活跃）可以解释我们所观察到的抑郁症状。至于最为主要的紊乱究竟源自去甲肾上腺素（在美国更受支持）还是血清素（在欧洲更受支持），这个问题一直存在着些微的争论，不过，针对动物和人类开展的研究都为单胺"失衡"的概念提供了支持。这些研究（包括尸检研究）显示了抑郁症患者与非抑郁症患者在单胺水平方面的差异，还描述了改变单胺水平的药物对情绪和活动造成的实验效果。此外，针对自杀死亡者的研究显示，在他们某些与情绪调节有关的脑区，单胺类物质是有所减少的。正是这些研究发现，以及人们对抑郁症明显的生物学病因的热情，促进了抗抑郁药物的引入，这些药物增加了突触之中单胺的可利用性。

目前，针对单胺假说的批评常常集中于以下层面：选择性地关注大脑中的这几种神经递质是非常危险的，因为在这个过程中，我们对剩余90%的化学信使所发挥的作用知之甚少。此外，动物研究表明，单胺其实影响着多种行为，而不仅仅是那些可能会被解释为抑郁症的相关行为。国际上的大多数研究人员都意识到了这个抑郁模型的缺点，因为它只涉及了单个神经递质系统。希尔德克劳特是第一个描述单胺理论的美国科学家，就连他在谈及这个理论的时候也说道，"毫无疑问，（这个理论）最多算是简化论者对非常复杂的生物状态所进行的过度简化"。

单胺理论对抑郁症相关药物的开发起到了重要的作用，但抗抑郁药的广泛使用也暴露了该模型的其他缺陷。最为明显的是，并非所有可以改变单胺水平的药物都能对情绪或行为产生预期的影响。此外，单胺水平的升高与抑郁症状发生明显的改变之间，存在着大约两周的时间差，这个模型并不能完整地解释这一点，它也许表明单胺的变化是其他一些主要的生物学过程间接导致或引发的影响。一定程度上为了回应这一点，这个模型后来也有所修正，其关注点从突触中可用的神经递质数量转移到了受体敏感性的重要性,这表明,对接系统的缺陷与抑郁症的关联可能更为紧密。此外,科学家们还强调,神经递质系统与其他神经通路以及神经-内分泌(激素)系统有着重要的联系。

抑郁症还有另外一个重要的生物学模型,那就是神经-内分泌假说。很多激素都与抑郁症的病因有关,内分泌失调(如甲状腺功能减退等)的个体罹患抑郁症的风险也会增加。不少激素(如甲状腺激素、睾酮、雌激素和孕酮等)的紊乱都与抑郁症有关,而大多数研究都聚焦于应激反应的调节,它是通过下丘脑-垂体-肾上腺轴(HPA轴)的内部联系来完成的。HPA轴是连接神经系统和内分泌系统的重要系统。

内分泌系统由我们身体内部的许多器官组成,比如甲状腺和肾上腺,它们会向血液中释放激素,帮助调节身体的许多功能。激素是根据大脑的信息产生的,在生命的某些阶段(如青春期的性激素水平变化)以及昼夜之间(如24小时的睡眠-觉醒周期中的激素水平变化),不同激素的水平均以某种可预测的方式波动着。与神经递质不同,控制大脑和内分泌腺之间第一个环节的信使是一种叫作释放因子的分子(肽)。释放因子产生于大脑中一个叫作下丘脑的脑区(调节激素分泌的关键结构),并向脑垂体发送信息,而脑垂体又继而促使内分泌腺释放激素。血液中循环激素水平的增加可以调节与身体相关的许多过程,但也会影响神经-内分泌系统的活动,并可以通过反馈回路来防止激素的过度分泌。

血清素、去甲肾上腺素和多巴胺的受体都存在于下丘脑之中，这表明单胺系统的活动与激素调节之间存在着联系。此外，这些单胺通路将杏仁核和海马体（对情绪调节起关键作用的大脑结构）与神经-内分泌系统连接了起来。在日常生活中，当身体对急性压力做出反应时，激素水平就会发生变化。例如，当一个人遇到任何一件可以引发焦虑的事件时，其肾上腺素分泌就会增加，这些事件的范围可以小到一次公开演讲，也可以大到遭遇生命危机等。在这些情况下，个体的心率便会加快，可能会开始感到头晕或恶心，并变得高度警觉（这就是所谓的逃跑或战斗反应）。

有趣的是，大脑会通过产生一系列不同的激素来应对长期的逆境或持续的压力。首先，促肾上腺皮质激素释放因子（CRF）从下丘脑中释放，这反而增加了垂体的促肾上腺皮质激素（ACTH）分泌，而ACTH又会调节肾上腺对皮质醇（一种应激激素）的释放。皮质醇对身体有着广泛的影响，包括对新陈代谢产生显著影响（比如向肌肉提供能量），以及通过自身与多个脑区的关联来影响行为等（见图5）。

对慢性压力的正常适应和异常适应的区别在于，对后者而言，正常的反馈回路无法再发挥预期的作用。这可能会导致多种后果，比如，CRF的分泌水平对"恐惧调节"以及关于奖惩的情感记忆发展都具有重要的影响。最为重要的是，高水平的循环皮质醇不再能够关闭HPA系统，血液中的皮质醇含量也不再发生正常的日常变化。而皮质醇持续处于高水平状态，会对许多脑细胞产生不利的影响，可能会加快某些神经元的正常衰亡速度，并对记

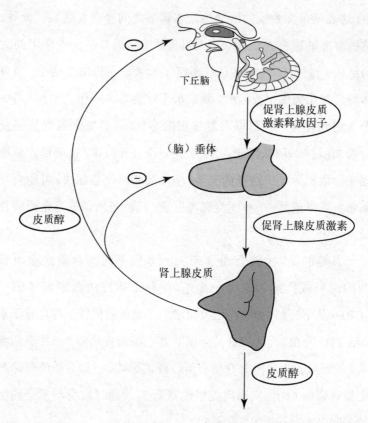

下丘脑

促肾上腺皮质
激素释放因子

（脑）垂体

皮质醇

促肾上腺皮质激素

肾上腺皮质

皮质醇

图5 下丘脑–垂体–肾上腺轴和"正常的"负反馈回路

忆和学习产生消极的影响。此外，皮质醇水平过高，会降低那些
与情绪调节相关的神经递质水平。

当个体对压力产生了异常的反应，我们会发现他们在情绪、
食欲和精力等方面也会发生改变，这与临床抑郁症的核心特征是
极为相似的。因此，许多研究人员提出，HPA轴的功能发生紊乱
是抑郁症的根本原因。1980年代，人们希望通过实验室研究来衡

量HPA轴和反馈系统的功能（被称为地塞米松抑制试验），从而为抑郁症提供诊断性的测试。然而，虽然动物和人类的抑郁症模型都可以证实HPA轴出现了异常，但并非所有经历抑郁的个体都会出现这样的异常。而有些个体的确存在HPA轴的异常，但他们并没有罹患抑郁症，而是患有其他的心理健康问题，比如焦虑、双相或创伤后应激障碍等等。

抑郁症患者的HPA轴功能发生了改变，想要揭示其原因和影响是一件非常复杂的事情，但它至今仍然是国际研究的重要焦点。许多目前正在进行的研究都在探索以HPA轴的功能为目标是否能够开发出新药，以降低抑郁症风险或治疗其症状。

心理学模型：贝克的认知模型

虽然已经发展出一些抑郁症的认知行为理论，但我们主要关注的是亚伦·贝克的模型。贝克在美国布朗大学获得了医学资格，他通常被认为是认知行为疗法（CBT）的创始人。贝克对心理治疗产生兴趣的时候，人们正开始关注情绪障碍的行为模型，部分原因是因为精神分析的科学基础未能得到证实。贝克试图找到一些证据来支持精神分析理论，但他对抑郁症患者思维和认知的研究动摇了自己关于潜意识动机的想法。贝克发现，抑郁症患者意识层面的思维内容以及它们处理信息的方式，可以强有力地解释他们所描述的抑郁体验。1960年代，在关于抑郁症的开创性论文中，贝克详细描述了情感障碍的认知模型（见图6）。

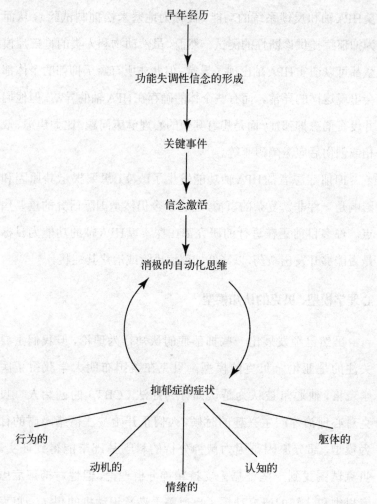

早年经历

↓

功能失调性信念的形成

↓

关键事件

↓

信念激活

↓

消极的自动化思维

↑↓

抑郁症的症状

行为的　　动机的　　情绪的　　认知的　　躯体的

图6　贝克的抑郁症认知模型

　　贝克的模型为我们提供了一个连续性的假设，也就是说，该模型表明，抑郁症等障碍是悲伤等正常情绪反应的夸大表现形式。他还认为，个体对事件或经历的情感和行为反应在很大程度上取决于个体的认知评价。例如，如果某个人产生了消极的想法，如"其他人会觉得我很无趣"，这个人就有可能出现社交回避。该模型包含有两个与信息处理有关的关键要素——认知结构（思维和信念）以及认知机制（被称为推理的系统性错误）。

贝克在其模型中提出，个体对事件或经历的解释封装在自动化思维之中，这些思维在事件发生后会立即出现，甚至会和事件同时出现。这个模型与弗洛伊德模型的不同之处在于，贝克认为这些自动化思维发生在意识水平，可以被个体所理解，尽管人们可能不会主动觉察它们，因为他们并没有将注意力集中在这些思维之上。个体在特定情境中所做出的评估在很大程度上决定了这个人的情绪和行为反应，这个序列被称为事件—思维—感受—行为链。此外，当个体处于抑郁之中，其思维内容便会被自己对自身、世界和未来的消极看法所主导（即所谓的消极认知三角）。

贝克的理论认为，自动化思维所包含的主题源自基本认知结构（即功能失调性信念，或称认知图式）的激活。所有的个体都会从自身早期的学习经历中发展出一套规则或"沉默的假设"。自动化思维是一种瞬间的认知，常常与特定的事件有关，而基本信念会在各种各样的情景之中持续地发挥作用。对一般的个体而言，大多数的基本信念都具有很强的适应性，可以指导我们经过深思熟虑之后再采取行动或做出反应。具有罹患抑郁症风险的个体被假设固守着某些适应不良的信念，这会对他们产生无益的影响。这种信念可能会休眠很长一段时间，但是，所谓的"关键事件"，即对该个体具有特定意义的事件（并且与导致其最初形成这种信念的事件或经历有相似之处），会将其重新激活。例如，在童年时期经历过情感忽视的个体可能会发展出一种消极的信念，认为自己不讨人喜欢，而这种想法可能会在他遭受人际拒绝时被重新激活。

对抑郁的个体而言，自动化思维意味着个体对外部事件或内部刺激（来自身体内部）做出了存有偏差的评价，而推理的系统性错误会维持个体确信这些想法是对现实的准确反映的信念。这意味着，环境中的各种信息会支持或反对个体对自身以及世界的看法，而个体可能会选择性地关注或屏蔽这些信息。比如，某人处于抑郁状态，一个朋友没有给他回电话，他就可能会"过早下结论"，坚定地认为这个朋友已经不再重视他们的友谊（而不会考虑其他可能的解释，比如朋友很忙或者出了名的健忘等）。重要的是，这种错误的信息处理会导致个体的情绪进一步恶化，这就形成了一个恶性循环，更多的负面情绪会进一步增加个体对日常生活经历进行负面解读的风险，而这些负面认知又会加剧抑郁情绪。

贝克认为，使个体对抑郁症易感的基本信念大致可以分为以下两种：无助或不讨人喜欢。因此，个体认为无法控制的事件，或者涉及人际关系困难的事件，都可能是抑郁症状的重要成因。抑郁的问题能够持续下去，关于"自我"的信念似乎在其中起到了尤为重要的作用，尤其是在这些信念与低自尊或不稳定的自尊相互联系的时候。

人们常常会这样批评贝克的模型：自动化思维和推理错误可能并不是先于抑郁发作而发展出来的，反而可能是负面情绪带来的结果。其实,贝克很早就认识到了这一点。他指出,消极思维会导致情绪低落,而情绪低落会导致消极思维进一步加剧,在某些情况下,这样的恶性循环可能相当于某种因果理论。对其他形式的抑郁症而言,这种恶性循环也可能是一种维持因素。另一个尚未解决的问题是:适应不良的基本信念模式究竟是抑郁症的单独的易感因素,还是代表着某种个人气质或个性风格?此外,很多心理健康问题都会出现功能失调的信念,像生物学模型一样,贝克模型的关键元素也许并不能明确地预测抑郁症。

在过去的40年间,随着人们对认知-情绪调节的日益关注,认知模型有了许多发展和修正。例如,有一种可以放大消极情绪状态的"应对方式"叫作思维反刍。思维反刍式的反应方式包括反思以及远离情境以获取足够的视角,从而减少对自己的负面影响等,这并不一定是有问题的。然而,对某些个体而言,思维反刍是对问题进行有害的思虑,他们会不断地询问"为什么这种事会发生在我身上?",并开始专注于自己的负面情绪,无法摆脱消极的认知-情绪循环。这种反应有时会被描述为"因为抑郁而变得抑郁",它会降低个体积极解决问题的可能性,与抑郁症的发生和维持存在密切的关系。这样,思维反刍为正在开发中的认知行为治疗新模式提供了一个重要的潜在目标,同时也与正念采用的一些模型关联起来。

社会模型:布朗和哈里斯对女性抑郁症的研究

某些社会因素可能会增加个体罹患抑郁症的风险,如果我们对这些因素进行一些反思,便可以得出这样一个结论:这些因素常常是相互关联的,而且很有可能会同时发生。失业、低微的社会经济地位以及糟糕的居住条件等问题尤其如此,它们之间以多种方式相互关联着。因此,研究人员最初发现很难厘清这些宏观的现象,也很难清晰地理解每一个人对其所处社会环境的独特体验,他们的核心社会角色具有何种品质,以及他们所说的那些生活事件对其个人而言究竟有何意义上的差异。英国心理学家乔治·布朗和社会学家蒂雷尔·哈里斯在1970年代到1980年代开展了一系列的研究,他们开始将社会视角和心理视角联系起来,以理解这些因素会如何增加个体在抑郁症方面的易感性。这些研究有一个非常关键的因素,那就是他们使用了全新的访谈方法,可以考察任何一种生活事件对个体而言的独特意义,以及个体所遇到的各种社会困境。

在最初的研究中,研究小组对伦敦南部的女性进行了访谈,他们发现,将近10%的女性在过去一年间患上了抑郁症,而在这些患者之中,90%的个体声称自己遭遇了严重的逆境(消极的生活事件,比如家庭暴力,或持续的困境,比如照顾患有痴呆症的父母等)。相比之下,在那些没有罹患抑郁症的女性中,只有很少一部分个体声称自己遭遇了严重的逆境。研究人员还发现,尽管工薪阶层的女性罹患抑郁症的比例要高得多,但这个结论仅适用于那些有孩子的居家女性。在布朗和哈里斯的研究中,那些难以通过亲密关系获得社会支持的女性在经历消极事件的时候,有四倍的可能性罹患抑郁症(见专栏6)。研究人员提出,面对这些生活事件时产生抑郁体验的女性更有可能具有一系列特定的易感因素；这些研究发现已发表在一本具有开创性的名叫《抑郁症的社会起源：女性精神障碍研究》的著作上。

专栏6　乔治·布朗的女性易感因素

- 有三个或三个以上的孩子，且这些孩子在14岁以下
- 在家庭之外没有领薪的工作
- 缺乏信任的关系
- 在11岁之前失去母亲

　　他们的第二项研究主要针对家中有孩子的工薪阶层女性。伊斯灵顿位于伦敦北部市中心，居住在这里的400多名母亲接受了访谈，任何刚刚罹患抑郁症的人都被排除出去。一年之后，其中的300多名女性再次接受了访谈，研究人员对牵涉到抑郁症初次发作的社会和心理经历展开了调查。这些关于生活事件的最终发现尤其发人深省，研究人员找到了一些重要的预警信息，也许可以解释人们为何会对相似的事件产生不同的反应，还发现了那些关系到抑郁症发作和康复的生活事件所具有的本质。例如，研究证实，对那些具有一种或多种易感因素（见专栏6）的女性而言，严重的威胁性事件（特别是那些丧失事件）是引发抑郁的重要诱因。

　　值得注意的是，评估程序改进之后，研究人员得以发现，"羞辱"或"受困"等类型的生活事件与抑郁症的发作尤其相关。如

果个体经历的丧失事件并不涉及羞辱,她们抑郁发作的可能性要降低50%以上。潜在的低自尊似乎可以解释这些生活事件与某些女性的羞耻感之间存在的关联。此外,研究人员还报告,甚至对那些在某个生活领域(如婚姻)遭遇困境的抑郁女性来说,如果能够在另外一个生活领域有"新的开始"(如开始上大学),似乎也常常有助于她们走上康复之路。综上所述,这些发现为抑郁症的易感性差异提供了重要的见解,这些易感性既是引发某次特定抑郁发作的风险因素,又是改变病程并且影响康复的社会事件。

生物–心理–社会模型

对于抑郁症理论相关文献的看法,各种媒体呈现出了两极分化的状态,但研究人员更倾向于承认,心理学、社会学和生物学模型的各个要素之间存在着重要的交叠。例如,布朗和哈里斯在其研究之中提到这样一个概念,女性的抑郁风险与某些生活事件之间存在匹配关系,这与贝克的观点极为相似。贝克认为,正是那些具有特定个人意义的生活事件激活了个体的基本信念,从而引发了抑郁的循环。

神经–内分泌和单胺模型强调,这两个生物系统是相互联系的,因此影响到了神经递质和应激激素的调节。它们还强调,个体身处的社会和家庭环境所具有的压力水平也非常重要,并且认识到生活事件或长期逆境是神经和神经–内分泌系统发生变化的重要原因。

上述四种理论均强调应激和易感因素之间的相互作用,但是，为了更为全面地整合这些方法，我们需要弄清楚易感性的起源。例如，为什么有些个体更有可能表现出单胺功能障碍？或者，为什么有些个体的HPA轴对压力更为敏感？又为什么有些个体会发展出功能失调和无益的基本信念？

图7是应激-易感模型的简图。这个简图表明，在极端压力之下，任何人都可能会经历抑郁发作，但它无法将不同的易感因素区分开来。要想明确区分"先天与后天"，目前仍存在很多困难。为了快速对此进行描述，我们将简要介绍当前关于基因与环境交互作用的最新观点，并谈及人体中许多不同的系统相互之间究竟会如何影响。首先，我们将对家庭因素进行考察，然后会谈到基因和环境。

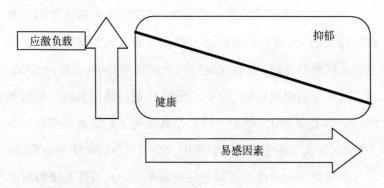

图7　应激-易感模型简图

家庭研究

抑郁症会在家族之中蔓延。来自世界各地的研究都反复而明确地显示，如果父母有一方存在抑郁症病史，孩子罹患抑郁症的可能性便会增加两到四倍；如果家族中超过一代的人都存在抑郁症病史（如父母和祖父母），不仅会增加孩子罹患抑郁症的风险，更有可能使其在早年就发病。然而，这些发现并不能证明抑郁症就是遗传性的。例如，与患有抑郁症的父母生活在一起，可能会对家庭互动产生负面的影响，并且可能会增加其他家庭成员罹患抑郁症的可能性。在某个家族，如果好几代人都罹患抑郁症，这可能意味着每一代人都形成了某种行为模式或所谓的应对方法，它们会以某种方式影响家庭环境，从而增加下一代人罹患抑郁症的风险。

遗传脆弱性

为了探明抑郁症的遗传脆弱性，研究亲属间的遗传构成是很有帮助的，而最好的方法之一就是开展双胞胎研究。双胞胎可以是同卵双胞胎（单卵双胞胎），他们共享100%的相同基因；也可以是非同卵双胞胎（异卵双胞胎），他们共享50%的相同基因，因此，在基因上，他们并没有比其他兄弟姐妹更为相似。鉴于此，研究人员会先查明双胞胎中一个成员的抑郁症发病率，然后再去调查另一个成员的抑郁症发病率。一对双胞胎中的两个都出现抑郁症的频率被称为同病率。如果遗传因素与抑郁症的发病率相关，那么，同卵双胞胎的同病率应该高于异卵双胞胎，而异卵双胞胎的抑郁症发病率应该和其他家庭成员一样，因为他们和其他的兄弟姐妹以及父母一样，都享有50%的相同基因。

伦敦的莫兹利医院对100多对双胞胎进行了这样的研究，结果显示,同卵双胞胎罹患抑郁症的同病率约为46%,而异卵双胞胎的同病率约为20%。其他的双胞胎研究也有类似的发现,关于遗传脆弱性或遗传,这些研究阐明了两个非常重要的问题。首先,这些研究表明,遗传因素在抑郁症的风险因素中非常重要;其次,即使某个体与另外一个罹患抑郁症的个体有着100%相同的基因,也不意味着该个体就一定会经历抑郁症发作。后者非常值得强调,因为它意味着,仅凭遗传因素无法解释抑郁症的发生,对那些具有抑郁症遗传脆弱性的个体来说,是否会真正经历抑郁发作,社会、心理和环境因素也非常重要。

为了帮助读者理解这些信息,需要在此简要说明"遗传风险"的真正含义。遗传自父母的基因对我们许多身体特征或特质(比如头发的颜色等)有着重要的决定作用,还影响着我们的性格特征。然而,基因从根本上控制着生物过程,实际上,许多基因之间都有着复杂的相互作用,共同影响着某种特征的表达。并且,没有某个单独的基因与特定的行为或情绪状态直接关联。因此,我们永远不会发现哪个基因能够决定一个人究竟是内向还是外向。出于同样的原因,永远不可能存在某个"抑郁症基因"或"精神分裂症基因"。一个更为合理的模型是:(1)某些心理过程和行为具有更强的遗传性;(2)即使牵涉遗传因素,也可能是许多基因在共同发挥作用;(3)每个单独的基因只能对最终的状况产生很小的影响。此外,许多基因的活动会在不同的环境之中开启或关闭,这一点让一切变得更加复杂了。

尽管基因的编码极为复杂,研究人员还是发现了一些值得关注的事情，比如，人类基因组计划发现，某些染色体上的基因（如基因12和15q等）可能与抑郁症有着比预期更为紧密的联系。此外，一些研究人员还报告，影响血清素受体的基因与影响单胺氧化酶（这种酶影响单胺的分解，可能与抑郁症存在关联）的基因之间存在着关联。然而，应当谨慎看待这些发现，因为最初有可能的联系，常常并没有在之后的研究中重复出现。

一个重复研究结果的例子来自一个研究小组，他们的带领者是一位名叫卡斯皮的精神病学家。2003年，他们声称自己的团队已经发现，某个调节血清素的基因与个体从童年虐待或忽视等重大创伤经历之中恢复过来的能力（即复原力）之间存在关联。研究人员进行了长期的社区调查研究，有前瞻性地评估了一些个体很多年，从3岁左右一直到他们25岁左右。他们发现，具有血清素转运蛋白基因变异体（为了避免过于专业化，可以称它为5HTTLPR-S）的个体，比具有另一种基因变异体（可以称它为5HTTLPR-L）的个体更容易罹患抑郁症，或者，他们在面对生活压力时更容易产生自杀的想法。进一步的研究表明，在实验室条件下，当那些具有"S"变异体的个体受到"威胁性刺激"时，杏仁核（参与情绪调节的脑区）的活动也会增强。这些发现似乎为基因与环境之间的相互作用提供了证据：个体对环境事件的反应受其遗传构成的调节，而基因会在调节情绪反应的脑区对神经递质发挥作用（并间接作用于HPA轴）。

精神病学的研究人员注意到了这些研究成果，《科学》杂志也宣布这是心理健康领域最为重要的发现之一。然而，并不是所有后续研究都重复了这些发现，所以，我们目前还不清楚血清素转运蛋白基因与环境压力带来的抑郁症之间，究竟存在着多强的联系。重要的是，任何试图揭示抑郁症、基因和环境之间联系的研究，需要解释的不仅仅是哪个基因可能是重要的，还应说明该基因在因果关系之中究竟起到了什么样的调节作用。在这方面，与情绪调节相关的单胺，受到了某个基因的调节；而研究人员也发现，该基因携带者的应激（HPA轴）反应被夸大了。这两者之间的关联至少为未来的研究提供了一个模板。

环境影响

可能增加抑郁症风险的特殊环境影响不仅限于患有抑郁症父母的子女，还可能在一系列的社会环境中以多种方式发挥作用。例如，个体人格的发展会受到早年亲子互动的影响，比如安全依恋的发展、分离的经历、所处环境的"情绪温度"（如父母喜爱或控制的程度）以及他们的遗传构成等等。有一些例子可以说明早期社会经历所具有的潜在影响。

在第三章，我们曾经提到，产后抑郁症这个名称有时候并不恰当，因为许多女性其实在产前阶段就已经表现出抑郁症的症状了。一些研究表明，孕期压力对后代有着消极的影响，例如，这些后代早产的风险可能会更高一些。此外，一种被称为定点理论的假说认为，孕期压力也可能会对儿童的HPA轴发育产生直接的影响。在子宫内，胎儿的发育受到了宫内环境的影响，而母亲高水平的应激激素（可通过胎盘进入胎儿的血液）可能会影响到婴儿体内各种系统（比如HPA轴）的发育。这可能意味着，这样的孩子会发育出更为敏感的HPA系统，当他们面对压力和其他困境时，会比其他人产生更多的皮质醇。

如果个体在儿童时期经历了很多不良事件，他们在成年之后罹患抑郁症的风险会增加。这些事件可能涉及多种匮乏——其中一些与社会环境有关，比如营养不良——也可能与社会和情感的忽视有关。新的证据表明，这些经历可以影响血清素系统的发育以及HPA轴的敏感度（这些系统在整个童年时期都在持续发育）。例如，有研究表明，相较于有受虐史但没有罹患抑郁症的女性或健康对照组的女性（即声称自己没有受虐经验，也没有罹患抑郁症的女性），有童年受虐史、目前正处于抑郁状态的成年女性在面对压力时，她们的皮质醇水平会升高。此外，促肾上腺皮质激素和皮质醇对压力的反应、遭受虐待的程度以及抑郁症的严重程度，此三者之间也存在着正相关。研究人员解释说，这个研究结果证明了有受虐史的女性抑郁症患者的HPA系统长期处于过度活跃状态，因此，与其他个体相比，一点压力更容易"把她们推到崩溃的边缘"。

综上所述，本章的目的是想要说明，单维模型（如单胺假说或抑郁症的社会起源模型等）是我们理解抑郁症的重要基石。然而，在现实生活中，抑郁症并没有单一的病因，也没有单一的理解途径。如图8所示，很多因素都会增加抑郁症的易感性。具有罹患抑郁症风险的个体是否真的会发展出这种疾病，在一定程度上取决于他们是否遭遇了某些类型的生活事件，他们体

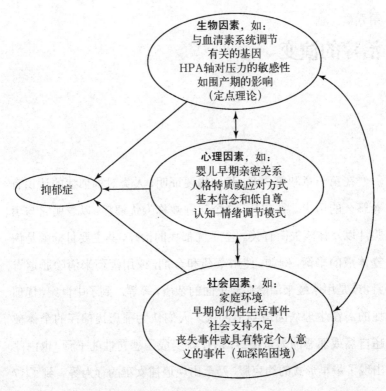

图8 一些与抑郁症发展有关的潜在因素示意图

会到的这些事件所造成的威胁或痛苦程度（这一点又会受到认知、情绪反应以及性格等因素的影响），他们应对这些经验的能力（他们在压力之下的复原力和适应性），以及他们生物性压力敏感系统的功能（包括他们身体对压力反应的阈值），等等。

第五章

治疗的演变

在第一章和第二章，我们想要证明，人类对抑郁症的认识有着悠久的历史。在古代，这个问题被称为忧郁症，以表明它与黑胆汁以及体液失衡有关。至于忧郁症的治疗，其主要目标就是恢复体液的平衡，例如，使用草药和合剂，或用泻药来清除肠道毒素，或是用水蛭来清除血液里面的杂质，等等。到了中世纪，忧郁症的潜在生理病因遭到了否认。人们认为罹患忧郁症的个体被超自然或邪恶的力量缠身，治疗就变成了惩罚性的干预，也由此出现了最早形式的约束服，乃至出现追捕女巫的行为等。到了17世纪和18世纪，关于忧郁症病因的机械理论和循环学说越来越流行。当时的治疗方法包括，使用机械装置诱发呕吐（如旋转椅），或者通过摇动椅子来刺激患者，以助其克服兴趣缺乏的状态等。

这些最早的个体治疗几乎或者根本无法取得成功，因为当时人们对抑郁症病因的设想与我们现在的想法（在第四章有所讨论）几乎没有相似之处。正因为如此，许多个世纪以来，对忧郁症患者的主要干预措施就是将他们与家庭环境隔离开来。世界上第一个已知的精神病院出现在公元705年前后的巴格达，那里的穆斯林医生以其对待病患的人道主义态度而闻名。在欧洲，修道院曾经是主要的治疗场所，直到14世纪精神病院才开始建立。然而，这些机构的主要作用是提供监护，好让精神疾病患者远离社会。直到18世纪，法国的皮内尔和英国的威廉·图克等改革家才开始改变精神病院的用途，使之成为具有治疗作用的环境。

进入20世纪，克雷珀林对精神障碍的分类占据了主导地位，躁郁症和忧郁症患者仍然有很大可能会被送进精神病院。然而，如今抑郁症的诊断开始应用于更为广泛的个体，其中许多人的病情都符合弗洛伊德所说的神经症诊断，越来越多的个体开始在门诊接受治疗。

21世纪，抑郁症的干预措施发生了很多变化，为了说明这一点，我们首先要讨论那些被收治入院的患者所接受的治疗，比如镇静剂治疗（巴比妥类药物和胰岛素昏迷治疗法等）以及物理治疗（电休克疗法、经颅磁刺激和精神外科学）等。然后，我们将会讨论如今的住院患者和门诊患者所接受的药物治疗出现了哪些发展，如抗抑郁药和情绪稳定剂（锂）等。最后，我们将讨论心理治疗，它主要用于门诊患者的治疗。

镇静剂治疗

在精神病学领域，早期运用的药物就是镇静剂。因为在当时，使患者平静下来可能是唯一可行和可用的治疗方法。此外，如果精神病院的工作人员很少，那这种治疗方法也会使管理大量病患的工作变得更加容易。吗啡、东莨菪碱、氯醛以及后来出现的溴化物都是同样的用法。1899年，爱丁堡的精神病学家尼尔·麦克劳德用溴化物引导患者入睡，这是溴化物首次被用于精神疾病的治疗。尼尔在某个急性躁狂发作的患者身上使用了溴化物，这位患者一连睡了好几天，醒来之后就被"治愈"了。然而，人们发现溴化物具有毒性，会导致患者死亡，因此使用溴化物助眠的方法很快就被放弃了。1920年代，瑞士精神病学家克拉西使用巴比妥类药物来延长患者的睡眠时间，并以此安抚患者，从而改善医患关系，增加他们接受心理治疗的可能性。这种治疗方法变得流行起来，但同样是因为一些死亡案例，这种方法最终被叫停了，但是门诊患者使用和滥用巴比妥类药物的现象又持续了数十年。在美国，精神分析学家亨利·斯塔克·沙利文建议用酒精让患者充分平静下来，好让他们参与到心理治疗之中。

1930年代，柏林的曼弗雷德·萨克尔医生开始在一家私人疗养院使用胰岛素昏迷疗法，此后，这种治疗方法流行起来。萨克尔指出，注射胰岛素（一种调节血糖水平的激素）可以使鸦片制剂成瘾的患者变得不再那么激动。此外，如果增加胰岛素的注射剂量，病人就会进入昏迷状态，之后他们会变得更加平静，也不再那么易怒。萨克尔最初提出这种疗法是为了治疗精神分裂症，但它的应用逐渐扩展到情绪障碍，英国的精神病院甚至开设了所谓的胰岛素病房。这些病房专门用于开展相关的治疗，每次治疗的时间为一至三小时，通常要持续两到三个月（或者接受60次或更多次的治疗）。患者要想从昏迷中恢复过来，就需要注射葡萄糖，但这种治疗的并发症很多，死亡率在1%～10%之间。

最初，人们认为胰岛素昏迷疗法可以给患者带来巨大的益处。但是经过重新考察之后，人们发现，这种治疗的结果其实可以用安慰剂效应来解释，这也许和治疗过程的戏剧性存在关联，或者更悲剧的是，由于大脑的葡萄糖供应缺乏，个体的反应性遭到削弱，因为这种治疗方法给大脑造成了永久性的伤害。

物理治疗：从休克疗法到迷走神经刺激术

长期以来，人们论述过各种各样的"休克疗法"（后来被称为电休克疗法或ECT）。从1930年代开始，电休克疗法逐渐得到了发展。然而，最初促进这种疗法发展的假设现在已被证明是错误的，即精神分裂症或其他严重精神疾病（如躁郁症）患者并不会同时患有癫痫。这个观点导致人们做出了一种假设：在严重精神障碍患者身上诱发抽搐，也许可以减轻他们的症状。意大利精神病学教授乌戈·塞莱蒂和他的助手卢西奥·比尼首次使用电流而非樟脑等化学物质诱发了癫痫发作。

尽管ECT作用机制的假设是错误的，但人们仍然认为它可以有效地减轻抑郁症状，因此ECT在1940年代和1950年代得到了广泛的应用。最初，ECT是在没有麻醉的情况下进行的，也会导致一系列的并发症，比如骨折，因为它引发了剧烈的癫痫发作。不出所料，它成了一种令人恐惧的治疗方法，并被广泛认为是具有惩罚性的治疗。关于它惩罚性的使用以及它持久的负面影响，西方的文学作品中有过很多形象的描述（如《发条橙》和《飞越疯人院》等）。一些著名的作家也谈论过他们自身对ECT的负面体验，比如西尔维娅·普拉斯（在《钟形罩》中）。改良之前的

ECT还有失忆等副作用,作家欧内斯特·海明威对此有着强烈的不满。

公共调查显示,如今ECT已经做出了不少改良,人们对它的使用也不再持有那么强硬的态度,但它仍然存在许多争议。现在,它主要用于治疗一些严重的抑郁症或躁狂症,这些疾病常常对其他的治疗手段没有反应。过去出现在电影中的那些最早期的原始干预方式现在已经得到了根本性的改进。例如,如今的ECT会给患者使用麻醉剂,使其失去知觉,也不再有任何可见的抽搐迹象;并且,工作人员还会测量大脑的电流活动,从而密切监测治疗的过程。这些改进使得ECT在某种程度上变得更容易被患者和他们的家人所接受。但是,人们仍然不是很清楚ECT的起效机制,这意味着人们对这种治疗手段仍然存有疑虑。目前的假说是,癫痫发作使大脑细胞中的受体(大脑中的化学信使对接系统)对化学信使的影响变得更为敏感,后者反过来又会在神经系统发出更强的信号,从而纠正神经递质和激素系统中存在缺陷的功能(详见第三章)。

在现代精神病学的实践中,使用ECT的主要原因是它能迅速地改善症状。因此,当个体感到非常抑郁,甚至不能正常饮食,且抑郁症不再是一种精神危机,而成了一种紧急的医疗状况——这时,我们常常就需要使用这种治疗方式。有趣的是,对于那些不那么严重或不那么危及生命的慢性抑郁发作,一种名为经颅磁刺激(TMS)的新疗法日益得到更多的应用。这种新的方法并不需要麻醉,只需将一个电磁线圈放置在头皮上,便可以利用磁场来刺激大脑中的神经细胞,以改善抑郁症的症状。

有证据表明,某些工业事故引起个体出现脑损伤,可能会导致个体性格发生变化,并且使其变得比以前更为平静。由此,精神外科学作为精神疾病的一种治疗手段得到了发展。自1890年代起,研究人员提出,切断额叶和大脑其他部分之间的联系等手术措施,可以给大脑带来与工业事故类似的改变,并能够用于治疗严重的焦虑和抑郁,因为这样的手术可以降低大脑的情绪反应性。1935年,葡萄牙神经学家安东尼奥·莫尼兹阐述了一种名为"脑白质切除术"(leucotomy)的外科手术,其目的就是使用一种叫作"脑白质切除器"的仪器破坏大脑额叶的某个部分。莫尼兹因为自己的手术取得了巨大的成功,而在1949年获得了诺贝尔奖。

在美国,沃尔特·弗里曼和詹姆斯·瓦特进一步发展了这种技术,他们称之为"脑叶切除术"(lobotomy)。这种手术确实能让患者变得更为平静,但代价是高昂的,因为手术还会降低患者的判断力和社交能力,并可能导致人格改变。公众、文学作品和电影都对这项手术的滥用可能会导致的危险表示担忧。肯·凯西的小说及电影《飞越疯人院》对这种手术治疗的滥用做出了经典而又令人感到痛心的描述。在这部电影中,反叛的兰德尔·麦克墨菲攻击了住院病房的负责人拉切特护士长。为了惩罚和控制他,他被执行了脑叶切除术。看过这部电影后,几乎没有人不会反对精神外科学。

在过去的60年间,大部分国家的精神外科手术使用量急剧减少,这是由于许多其他治疗方法的出现,还有我们对精神外科手术作用的研究正变得越来越深入。在1950年代早期,英国约有14 000人接受了前额叶切除术,其中女性的数量约为男性的两倍。到了1970年代,英国每年进行的此类手术已不足100台,到现在更是大大减少(每年10～20台)。如今,这种手术的使用受到了精心的管制,只有经过全面评估和严格挑选的案例,才能在专门的治疗中心接受治疗。这种情况通常包括非常痛苦并使人严重衰弱的慢性抑郁症或强迫症,对于这些症状其他治疗都没有任何效果。手术的过程也发生了根本性的变化,早期手术使用的方法较为粗糙,如今已经被一种叫作立体定向手术的方法所取代。立体定向手术是一种计算机化的程序,它会将微型电极置入与情绪控制相关的特定脑区,从而发挥其效力。

最新的精神病学手术是迷走神经刺激术(VNS),这种手术最初用于治疗难治性癫痫。从技术上说,VNS并不是一种精神外科手术,因为它不会对大脑进行手术,但它确实会在人体内植入一种类似起搏器的装置。该装置附有一根电线,可以将短暂的电脉冲(持续时间30秒左右)传送到颈部左侧的迷走神经。迷走神经与许多关键的脑区有很多连接,人们认为刺激迷走神经可以改变参与情绪调节的脑区活动。迷走神经刺激术有用的证据尚不明确,不是所有国家都推荐使用迷走神经刺激术来治疗抑郁症。此外,这种治疗一个潜在的缺点就是效果比较缓慢,其疗效可能在植入设备九个月或更长时间内都不会显现。目前,它只用于某些经过严格筛选的难治性抑郁症患者。

药物治疗：抗抑郁药和锂

长期以来，对于这些用于治疗抑郁症的物理疗法，公众一直都持有怀疑态度，并一再担心这些方法会被滥用。然而，物理疗法的消亡并不是因为这些忧虑，而主要是因为我们发现了可以治疗特定精神疾病的药物。

到了1950年代，针对一般医学问题的药理学得到了迅速的发展。精神科医生也开始热衷于寻找适用于精神科专业的药物治疗方法，但大多数发现都是作为一般医学研究的分支而产生的。比如，1951年，法国海军的外科医生亨利·拉博里想要找到一种方法来减少外科病人的手术休克，他认为这种休克主要是由他们使用的麻醉药造成的。拉博里开始试验抗组胺类药物，并偶然发现了氯丙嗪。他注意到，如果让患者服用这种药物，他们便不再那么焦虑，对情绪或疼痛也变得漠不关心。这个发现引起了精神病学家皮埃尔·德尼克的注意，德尼克和他的同事让·德雷就开始在巴黎圣安妮医院使用氯丙嗪。

据德尼克和德雷的报告，氯丙嗪对精神分裂症、躁狂症和严重的抑郁症患者很有帮助。确实，那些住院多年的患者得以出院，并回归社区，过上了正常的生活。当时的人们甚至乐观地预测，这种革命性的治疗方法可以让精神病院关门大吉了。相较于抑郁症，氯丙嗪更适用于精神分裂症的治疗，但它的发现以及在精神障碍患者身上的应用改变了精神病学实践的面貌，并点燃了人们寻找其他新型药物的热情。丙咪嗪是最早的抗抑郁药之一，它有着与抗组胺类药物类似的化学结构。

随着抑郁症单胺理论的兴起，最先引入治疗的是三环化合物（这样称呼是因为这些化合物由三个相互连接的化学环组成），然后是单胺氧化酶抑制剂（叫这个名字是因为它们阻止了单胺氧化酶的活性）。这些药物增加了突触中单胺的可用量，尽管不同的药物有时对不同的单胺有着不同的效果。单胺氧化酶抑制剂的处方更复杂，因为它们可以与正常饮食中的食物（如奶酪）相互作用，因此其适用范围不如三环类药物那么广泛，但多年来，这两种药物一直都是治疗抑郁症的主要药物。

下一代的抗抑郁药同样增加了大脑中单胺类物质的含量，但其产生效果的方式与第一代药物略有不同。这种新药被称为选择性血清素再摄取抑制剂（SSRIs），其中最著名（声名狼藉）的就是百优解（氟西汀）。最初，人们认为这些抗抑郁药物已经取得了显著的进步，它们更容易被写入处方，与上一代药物相比也有着不同的副作用（这使得某些患者更容易接受这种新药）。但SSRIs类药物和所有的第二代抗抑郁药被引入之后，越来越受到患者和专业人士的关注和批评。这些负面的反响一定程度上是某种观点的推动，即由于对研究结果的片面报道所以药物好处被夸大了（部分原因是市场营销策略试图扩大药物的使用人群），另外人们还担心SSRIs类药物增加了（而不是减少）某些个体的自残行为，以及使另一些人成瘾。这些关于SSRIs类药物的担忧，有一部分并没有经受住时间的考验，但是，正如第四章所述，关于这些药物的益处和风险仍然存在很多疑虑，公众和媒体对这些药物也呈现出极强的矛盾心理（见图9）。

　　澳大利亚精神病学家约翰·凯德发现，碳酸锂可以用作严重抑郁症和躁狂症患者的情绪稳定剂。1940年代，凯德提出了一种

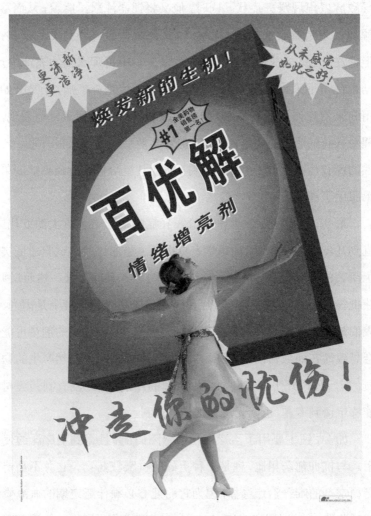

图9　百优解的媒体形象

理论，即某种毒素会导致精神疾病，当这种毒素随尿液排出，疾病就会减轻。在墨尔本邦多拉的遣返精神病院工作时，他开始进行一些试验，向豚鼠注射躁狂患者的尿液，以观察这些尿液是否会导致豚鼠出现躁狂症状。同时，他又将锂盐注射给豚鼠，从而溶解他认为是毒素的东西（尿酸）。凯德的假设并没有得到证实，但他注意到，接受锂溶液注射的豚鼠变得不再那么精力充沛，行动也慢了下来。凯德认为，锂可以用来治疗精神疾病，于是开始用它来治疗许多躁狂症、精神分裂症和抑郁症的患者。他发现，锂对躁狂的患者有显著的效果，但对其他症状的效果很有限。急性的躁狂症状得到了有效的治疗，凯德甚至给他患有躁郁症的弟弟服用了锂盐。

最初，凯德的工作并没有给躁狂症的治疗带来重大的变化。直到几年之后，丹麦精神病学家莫根斯·施通过科学试验才证实了凯德的观察结果，即锂可以让躁狂的患者平静下来。然而，锂获批投入治疗的事宜再一次经历延迟。这在一定程度上是因为，人们最初还不清楚锂的治疗剂量应该是多少，而过高的剂量可能会导致潜在而致命的锂中毒。同时，由于锂是一种自然产生的物质，制药公司几乎没有动力去生产锂的片剂，因此没有制药公司能够申请到专利，也就无法真正从中获利。

如今，锂主要用于治疗双相情感障碍，并且得到了广泛的使用。与抗抑郁药相比，锂是一种更好的抗躁狂药物。它并不是情绪稳定剂的唯一治疗选择，因为它的处方必须伴随定期的血液检测和监控，以防产生毒副反应。因此，在不同的国家，它的受欢迎程度也有所不同（例如，它在欧洲的使用情况比美国更为广泛）。其他一些能够稳定细胞膜的药物也可以被用作情绪稳定剂，包括最初用于抗惊厥的药物（如丙戊酸钠）。

时常有人提出，我们应该利用天然盐的潜在效果，比如锂盐（见专栏7）。他们认为，我们可以增加每个人对锂的摄入，如同利用对水的氟化处理来防止蛀牙一般。这样的建议常常紧随媒体的某些报道而来，比如，2009年12月，日本大分市的一项研究报告显示，在自来水锂含量较高的地区，自杀率较低——因此，有人便建议在饮用水中添加锂。

专栏7　含锂补药

1920年代，锂曾经作为一种补品被推向市场。

豪迪公司的查尔斯·莱珀·格里戈发明了一种含有柠檬酸锂的开胃/解酒疗法，他称之为"围兜牌锂盐柠檬酸橙苏打水"。这个名称后来被更改为"七喜"（尽管它已经不再含锂了）！

心理治疗：从弗洛伊德理论到当代实践

早在1930年代之前，精神病院的患者们就已经在接受心理干预和谈话治疗了，这是住院治疗的一部分。然而，弗洛伊德认为，与患者进行交谈，并不仅仅是一种表达同情和支持的方式。他认为，如果以某种心理学理论为基础来引导谈话，便可以带来治愈效果。这就是所谓的精神分析。尽管目前对精神分析的看法呈现出严重的两极分化趋势，但使用这种非物理、非药物的疗法来治疗抑郁症，的确是最为重要的创新之一。我们将简要概述弗洛伊德的方法，然后讨论当前的心理治疗干预，以及广泛使用这些疗法可能会遇到的一些问题。

弗洛伊德运用他关于心灵以及自我防御的理论来引导谈话。他认为，我们应当关注那些呈现出无意识冲突的症状，这一点至关重要。这种治疗费时甚长，每周数次，持续多年。在治疗过程中，患者躺在沙发上面，而弗洛伊德则坐在患者脑后，因此不在患者的视野之中。弗洛伊德会鼓励患者谈论他们想到的任何事情（弗洛伊德称之为自由联想的过程），患者也可以描述自己的梦境。治疗师被训练得"像一块空白画布"，患者因此便可以投射他们过去存在的问题，或者重新体验关系之中的冲突。治疗师的技能在于对患者在治疗中所说的话语或所做的事情做出诠释。弗洛伊德认为，这个过程可以让患者对其生活中的无意识冲突产生理解和洞察，而正是这些冲突导致了他们所体验到的症状。弗洛伊德深信，发展洞察力可以解决症状，并且能够帮助患者继续更健康的个人发展。

弗洛伊德的批评者们指出了精神分析模型的许多弱点，很容易看出这种方法有许多缺陷。然而，弗洛伊德开展精神分析的那个时代值得铭记，如果我们粗略地看一下当时的治疗原理，以及当时各种物理治疗的性质，任何理性的观察者都会得出这样的结论：当时的物理治疗也同样具有缺陷。也许另外一个观察结果更能说明问题：随着时间的推移，相较于精神分析，大多数物理疗法演变得更多。此外，关于精神分析，还有另外一个言之有理的批评意见，那就是它的受众可能会成为一个相当排外的团体。这不仅仅是因为大多数患者需要为长达数年每周数次的私人治疗付费，还因为他们需要能够详细地表达自己的情感和困难——这可能意味着这些患者需要具有一定的收入和教育水平。由此便产生了这样一种说法，即这些谈话疗法的最佳候选者乃"YARVIS"患者——年轻、善于表达、富有、伶牙俐齿、聪敏以及成功。围绕着这样一个概念进行更深层的思考，我们会发现，虽然洞察力和自我意识的发展也许是有益的，但它可能并不会自动促进人们在行为或应对方式上发生改变。

如今，我们还可以看到许多较为短程的干预措施，如心理咨询、人际关系疗法（IPT）和认知行为疗法（CBT）等等，它们均比弗洛伊德式的分析更适用于广泛的抑郁症患者群体。此外，IPT和CBT等干预措施不仅可以帮助人们理解自身的行为和反应，还发展出各种具体的治疗技术，能够清晰地聚焦于改变患者的行为，降低未来抑郁发作的风险。这些疗法还强调，患者和治疗师是改变过程中的合作者，他们之间的关系比精神分析中采取的关系更加平等（精神分析治疗师显然处于掌权的地位）。同时，结合多种治疗模式的新疗法也在不断发展，例如，认知分析疗法（CAT）就结合了精神分析和CBT的一些理念。

正念代表了一种新的主流疗法，它主要是一种新的冥想方式，在历史上，许多宗教都对此有所实践。正念疗法鼓励个体对自身每时每刻身体的感受、想法、情绪以及周遭的环境进行觉察。该疗法采用整合放松以及其他的一些干预措施，帮助人们对自己的想法和感受采取不带评判的态度，并通过接纳和适应来减轻压力。如果将其作为一种长期的习惯加以坚持，便可以防止抑郁症的复发，对那些之前经历过反复发作的抑郁症患者而言，这种方法尤其有效。

媒体报道认为这些心理治疗比药物治疗更受欢迎。然而，公众对这些治疗方式的热情并不是普遍的，有研究证据表明，约有30%的患者不愿接受心理治疗或无法完成疗程。有趣的是，这个比例与拒绝或放弃抗抑郁药物治疗的比例非常接近。所有疗法的运用都存在一个障碍：并非每个抑郁的个体都愿意接受谈话治疗，接受治疗的内心渴望也并不能保证每个个体都能从这些治疗中得到好的结果。

一些受人尊敬的科学家和许多科学期刊对心理治疗益处的实证仍然持将信将疑的态度，这是人们接受心理治疗的另一个障碍。研究人员和杂志期刊对心理治疗效果的缄默态度，部分原因似乎是这些治疗（与国际的、多中心的药物研究相比）尚缺乏大规模的临床试验。然而，心理治疗方面的研究存在这样一个问题：制药公司愿意为药物研究提供资金，但没有大型企业愿意为心理治疗的试验提供大规模的资金。如果无法获得资金，也就无法开展长期、多国和多中心的治疗研究，我们也就难以累积有力的证据来证明如何才能以最好的方式将心理治疗运用于临床实践。

在心理治疗的相关研究中,研究人员很难实施理想的质量控制水平。在不同的国家和不同的治疗中心,药片的成分可以完全相同,医生开出的处方也可以几乎完全相同。如果患者对这种治疗没有反应,我们可以立即核查他们服用的药物剂量是否适当,服药的时间是否充足。而这一点在心理治疗中是很难实现的,也会让我们担忧治疗究竟是如何进行的,并带来与研究者忠诚度(例如,发明某种疗法的临床中心比其他中心显示出更好的研究结果)以及可推广性(我们能够在不同的地方让不同的治疗师精确复制某种治疗模式的能力)相关的潜在偏见。

关于心理治疗的循证研究,某些批评意见纯属牵强附会,但可以肯定的是,心理治疗的益处、可接受性以及提供高质量治疗的容易程度常常是被夸大的。同样明显的是,人们对心理治疗的副作用或不良反应缺乏应有的关注。英国的格利尼斯·帕里及其同事所做的调查等最新研究显示,多达十分之一的个体对心理治疗存在负面反应。

总体而言,药物处方非常便利,药物治疗的有效性也得到更多传统循证研究的支持,而某些地区尚缺乏训练有素的心理治疗师,这些都意味着:在大多数抑郁症的治疗指南中,相比于药物治疗,心理治疗仍居于次要地位。

当下的治疗方法

过去的三四十年间,我们为抑郁症患者所提供的主要疗法几乎没有发生过改变。抗抑郁药是大多数临床指南推荐的首选干预方法，但人们越来越认识到，短程心理治疗也是一个重要的选择。近年来最引人注目的变化，或许是人们转变了"医生最了解情况"的观念，开始承认个体也有权表达自己的治疗偏好，并参与到共同决策的过程之中。个性化的医疗日益受到重视，治疗方法需要得到修正，使之更加适合每一位患者，这与上述转变存在密切的关联。接下来，我们将对这些问题进行简要的讨论。

进入21世纪，许多治疗研究都集中于寻找某些新的抗抑郁药，以期克服急性发作的抑郁症状。研究表明，这些药物开始发挥作用大约需要两周的时间，直到服药六周之后，患者才会有明显好转的感觉；为了尽量减少复发风险，这些药物至少要持续服用三至六个月。这种治疗方法暴露出三个问题：第一，个体并不总是会坚持依从某种服药方案，也并非每个人都会完成整个疗程。第二，只有在个体服用药物的前提下，药物才能发挥效用；一旦患者停止服药，复发的风险便会显著上升。第三，实际上，抑郁症是一种复发性极高的疾病，治疗急性发作只是治疗工作的一部分，因此，如何在未来避免进一步的发作，也应当纳入治疗策略之中。显然，无论在系统层面，还是在个体层面，这些问题都应得到重视。

我们逐渐认识到，抑郁症其实是一种终身疾病，这使得我们开始尝试复制用于治疗慢性躯体疾病（如糖尿病或高血压）的系统医疗服务。这些慢性疾病管理模型涉及多个关键因素，都对抑郁症患者很有帮助，包括：强调长期结果，而不仅仅关注急性发作；更期望基层医疗或社区卫生服务能够为患者提供"定期检查再通知"系统,确保医疗服务可以更为积极主动地支持和监测患者的治疗进展以及治疗遭遇的任何障碍（而不是把一切都留给患者自己处理等）；更清晰的治疗路径（包括如何决定进入治疗过程的下一个阶段）；共享医疗指南,清晰地提供以下信息——哪些个体应当接受专科医生的服务,哪些个体可以通过基层医疗或其他服务获得最佳的帮助。

这种针对抑郁症的保健和治疗系统已经在不同的国家得到实施,也取得了不同程度的成功。它最主要的好处在于可以帮助临床医生和抑郁症患者以更为长远的眼光来看待抑郁症,并且可以针对不同的患者,用更好的方法为其确定恰当的治疗方法。但是,这个系统也有其不利的一面,即它对个体的偏好以及可能会严重影响治疗结果的个人差异仍然不够敏感。

有的抑郁症患者可以坚持服用抗抑郁药物数月甚至数年,而有的患者却会在服药几天之后便停止用药,这到底是什么因素导致的呢？多年来,人们普遍认为这是由药物的副作用带来的。尽管新型抗抑郁药的副作用相较于早期的药物已经发生了改变,但实际上,完整接受整个疗程的患者百分比在近50年间并没有发生什么变动（60%左右）。此外,研究表明,约有5%的非依从患者从未服用过药剂师开具的处方（因此,他们显然没有体验过任何副作用）。对于抗抑郁药的非依从性,还有另外一种解释：严重抑郁的个体可能对自身的治疗需求缺乏"洞察力",因此,疾病使得他们难以认识到哪些事物可以帮助到他们,也降低了他们依从的能力。然而,这个60%的依从率与慢性躯体疾病患者的依从率非常接近，而后者并没有出现任何"洞察力"方面的受损。最后，还有研究者认为，这些不愿意接受药物治疗的患者也许想要选择接受心理治疗；但是，正如我们之前已经指出的那样，拒绝或退出心理治疗的比例与药物治疗的情况相似。因此，我们能得出的唯一结论便是，相较于所谓的"群体经验"或群体本能，个体差异更能解释现实世界中的现象。

理解这些现象的最佳方法之一就是探索健康信念模型。这些模型能够以最为简单的形式探索人们如何理解和应对疾病，以及他们对治疗的看法。虽然个体关于健康的信念可能会反映出他们的文化和背景，但是，我们仍然能够提取出五个反复出现的主题，以帮助我们预测某个人对不同治疗方法的参与程度。面对疾病体验，人们主要会思考以下几个关键问题：

这是什么病？
它是什么导致的？
它可以得到治愈或控制吗？
治疗的时间线是什么？
疾病的后果是什么？

举个简单的例子，有人可能认为他们的问题是抑郁症；它是由大脑的化学失衡所引起的；它可以通过服药来得到治愈；他们可能会担心这种情况会反复发生，给他们的社交和工作带来负面影响。这样的人就很有可能会接受抗抑郁药的处方，并坚持治疗相当长的一段时间。

有些人不相信自己的问题是抑郁症，他们认为自己目前的状态是性格软弱的表现，并且相信"自己振作起来"会一劳永逸地解决他们的问题，这样的人对任何一种治疗都可能产生矛盾心理。或者，有些人可能承认自己患有抑郁症，但他们可能会强调童年创伤损害了他们的自尊，认为自己在面对人际关系压力的时候会非常敏感，很容易感到情绪低落。这类个体可能有着求助的愿望，但可能会拒绝接受药物治疗（或质疑其效用），宁愿接受心理治疗。

这里给出的例子有些绝对化，但它们强调的是，重要的不仅仅是在临床治疗试验中证明哪种治疗方法是有效的，也要在患者前来寻求帮助的时候，探索什么样的治疗对患者来说是有意义的。临床医生必须努力与患者达成合作，采纳患者的视角，以便双方能够对患者面临的问题产生共同的理解，从而对行动的过程做出共同的决定，这一点的重要性自然是不言而喻的。这通常会要求临床医生有意愿调整他们的咨询风格，当然，有些医生会发现自己在这一方面存在困难。有趣的是，这种哲学并不像某些人认为的那么新颖；其实，早在1878年，有一位名叫威廉·奥斯勒的医生就说过："优秀的医生治疗疾病；伟大的医生治疗患者。"

第六章

当前的争议与未来的方向

　　有人认为，抑郁症是一种被大量过度诊断的疾病；也有人认为，抑郁症是人类对生活的合理反应，不应当予以医学处理或治疗；还有一些人认为，抑郁症是一种可以被诊断的疾病，但又不赞同目前的治疗方法。我们将会对这些问题进行简要的探讨，然后对抑郁症研究在未来十年的走向做一些思考。

抑郁症被过度诊断了吗?

　　从本书第一章和第二章的内容可以看出，人类在各种类型的记录里对抑郁症所做出的描述有着惊人的一致。然而，托马斯·萨兹等少数著名的批评者却认为，抑郁症是不存在的。目前，主要的争论并不集中于我们是否可以识别出抑郁症，而在于如何分类或诊断抑郁症、专业人士和公众对治疗的态度以及各种各样关于病因的理论等等。有的研究认为抑郁症被过度诊断了，医生们开出了太多的抗抑郁药物处方；另外的研究却强调抑郁症尚未得到充分的诊断与治疗。具有讽刺意味的是，持有这两种观点的学术论文，其数量居然是不相上下的。不过，所有这些研究都说明，抑郁症经常被误诊或者误治。例如，有证据表明，抗抑郁药被过度使用了，有些个体只是存在短暂的不快乐或抑郁症状，他们不太可能会从药物治疗中获益。而在另一个极端，有证据表明，即使抑郁症被确诊，也可能无法得到治疗。例如，有研究发现，许多患有抑郁症的老年人并没有得到治疗，因为很多人认为，"如果你有很多躯体疾病，而且正在变老，那么感到抑郁是很平常的事情"。这种逻辑是难以理解的；临床医生知道糖尿病在老年人群体中很常见，他们也了解其中的原因，但这并不会导致糖尿病的治疗遭到延误。然而，抑郁症专家们意识到，由于抑郁症这种疾病的病因、严重程度或复杂性在每个个体身上都可能有所不同，因此，即使我们提高了抑郁症诊断的准确性，对患者来说找到最适合他们的治疗方法仍然是个问题。

抗抑郁药有效吗？

自三环类抗抑郁药问世以来，关于抗抑郁药是否有效这个问题一直都存在着争议。对于每一篇认为这些药物有效的研究综述而言，似乎都有相同数量的研究综述表明抗抑郁药并不比安慰剂（如糖丸）更为有效（他们审查的通常都是相同的科学出版物）。然而，2008年，哈佛医学院的心理学教授欧文·基尔希发表了一篇新的评述，认为抗抑郁药对抑郁症的治疗几乎没有任何益处，这篇文章引发了一场舆论风暴。相较于之前的出版物，这篇评述最大的不同之处在于，基尔希和他的同事利用《信息自由法案》，获得了所有SSRI类药物以及新型抗抑郁药的药物试验报告，这些试验报告都是由相关的研究人员提交给美国食品药品监督管理局（在美国，该组织负责批准药物的发售）的。这意味着，这篇新的评述不仅包括那些证明抗抑郁药物有效的研究，还包括那些证明抗抑郁药物没有任何效果的研究。而后者通常并未得到发表，因此许多之前的研究综述文章都没能获得这些资料。

像往常一样，不只是基尔希的评述所使用的数据，对这些研究结果的解释也引发了争议。基本的科学事实表明，抗抑郁药对60%～70%的服用者有益，而安慰剂可能对30%～50%左右的服用者有益。因此，就绝对值而言，相较于没有服用抗抑郁药物的患者，的确有超过20%的患者在服用抗抑郁药物之后出现了好转。然而，关于这些发现有两个重要的警示。首先，对于严重的抑郁症患者而言，富有疗效的是抗抑郁药物而不是安慰剂，但轻度和中度抑郁症患者的获益程度并不明显。有研究显示，抗抑郁药物对轻度和中度的抑郁症有益，但另外一些研究显示，抗抑郁药物并没有比安慰剂带来更为绝对的改善。其次，许多研究的持续时间都很短，只考察了大约六周的改善情况。许多专家认为，这一点削弱了这些研究的有效性，因为在日常的临床设置中，评估的工作并不是这样进行的。通常，这些药物的处方时间会更久一些，而患者对治疗的反应，研究人员也通常是在一段时间之后才开始观察的。

我们可以对抗抑郁药物的处方和益处在四个层面进行深入的评述。第一，关于如何防止制药公司"掩盖坏消息"，我们目前已经取得了重大的进展。在某些情况下，网络上都有相关数据，独立的研究人员可以由此获得临床试验信息。这是我们向前迈出的重要一步。抗抑郁药物是全球第二常用的处方药,这是一个涉及数百万英镑的产业,制药公司提供的信息需要取得公众和专业人士的信任。

第二,在为第二代抗抑郁药写讣告之前,我们需要注意的是,许多治疗躯体疾病的处方药(如消炎药)从来都没有显示出超过60%～70%的反应率(而这些药物相关的安慰剂反应率也是30%～40%)。这意味着,治疗躯体疾病的药物和抗抑郁药物很类似,它们与安慰剂之间可能也只有20%的绝对差异。然而,公众并不会停止服用这些治疗躯体疾病的药物,临床医生也并没有停止开出这样的处方。现在的情况是,开具处方的医生想要将药物使用在那些可以通过这些药物受益的患者身上。

第三,许多针对癌症的治疗方法只对很少的患者群体(例如,一群患有某种肿瘤的病人)有效,而且这种改善常常是很短暂的。因此,我们期待抗抑郁药等一大类药物可以对每个人或每种类型的抑郁症都同样有效,这是不现实的。我们应该向癌症这样的专科领域学习,需要更有选择性地使用不同的抗抑郁药或治疗方法,并找到可能的预测因素,以帮助我们在不同的情况下选择最好的方法。

第四,虽然某些轻中度的抑郁症患者也可以通过服用抗抑郁药物而受益(例如,持续数年的慢性轻度抑郁症患者往往会对药物产生反应),但许多研究再三表明,只有重度抑郁的患者群体才能持续地受益于抗抑郁药物。问题是,在现实世界中,大多数抗抑郁药物实际上是开给那些病情并不那么严重的患者的,也就是说，药物开给了那些最不可能受益的群体。抗抑郁药物是否有效的争论并不会很快地消失，上述问题可能正是部分原因所在。

所有的心理治疗对抑郁症都同样有效吗?

在心理治疗领域，到底哪种方法对抑郁症患者最有帮助，这个问题是存在争议的。例如，心理咨询可能在短期内是有用的，特别是对那些缺乏社会支持或者在社区中缺少密友的个体。然而，心理咨询的作用在会谈结束三到六个月内就会消失。因此，如果我们的治疗目标是长期获益以及预防未来的抑郁发作，那么，旨在帮助人们改变自身行为和应对方式的治疗方法就可能更受青睐。有研究者认为，个体其实可以只是重复地接受心理咨询。这样的观点没有考虑到一个事实，即在短期内会谈治疗可能比药物治疗更为昂贵。只有当抑郁症的长期结果（更少的复发和更好的生活质量）是仅通过接受心理治疗，而不是通过药物治疗或同时接受心理治疗和药物治疗而得到改善时，心理治疗的经济性才能获得有关证据的支持。

尽管认知行为疗法、行为激活、人际关系疗法或家庭治疗等疗法都声称自己可能具有疗效，但事实上，这些疗法所包含的许多元素都与其他所有有效的疗法（有时会被称为实证支持的疗法）所描述的元素一致。这些疗法共享的元素包括：与抑郁症患者形成积极的工作联盟；从一开始就与患者共享治疗的模型和计划；帮助患者积极地解决问题；等等。考虑到这些疗法之间存在重叠的程度，很难在实际中用某种受到实证支持的疗法代替另外一种疗法。此外，很少有预测因素（除了症状的严重程度和个人的偏好）能够持续地表明，哪些个体对药物治疗没有反应，却会对某种心理治疗产生反应。

在不同的患者群体（由年龄或情绪障碍类型等因素所定义）以及不同的国家和文化之间，要想确定某种疗法具有短期和长期的效益，其实也需要一些时间。例如，尽管人们热衷于正念，但是截至2015年年底，正念在成人抑郁症患者身上开展的高质量研究试验尚不足20项，而且其中大多数研究的参与人数还不到100人。虽然使用正念治疗抑郁症患者出现了鼓舞人心的迹象，但其研究范围却仅限于主要居住在欧洲和美国的2 000名患者，因此，我们几乎没有足够的理由就此改变国际上的治疗指南。

辅助和替代治疗

抑郁症常常是人们寻求辅助或替代治疗最为常见的原因之一。辅助医疗涵盖面极广，包括草药、矿物质以及物理治疗（如针灸、灵气疗法和锻炼）等等。

寻找替代治疗的行为，可能反映出某些人对常规治疗的不满，而对另外一些人而言，这些方法可能更加符合他们的健康理念模型或哲学。例如，顺势疗法为许多个体提供了更为个性化的建议，明确地关注到了整个人，人们可能觉得这一点正是主流治疗所缺乏的部分。如前所述，预期自己可以从某种治疗中获益可以占到反应率中的30%。因此，无论是常规治疗还是替代治疗，都可能存在"安慰剂效应"。然而，2010年，英国下议院科学与技术委员会得出结论，没有一致或可靠的证据表明顺势疗法比安慰剂更为有效，而关于顺势疗法如何或为何产生效果的相关解释，也并没有科学的可信度。虽然这可能会惹恼某些我们尊敬和欣赏的人，但我们对这份报告深表赞同，因为我们觉得那些所谓支持顺势疗法的证据实在是令人难以置信。

很多人认为，草药是纯天然的，因而自然就是安全的。这是他们支持草药疗法的主要原因之一。但是，这种观点并不总是正确的。传统草药存在一个问题，它不像其他常规药物那样可以接受监管或测试，这意味着，如果同一种草药疗法有两种不同的非处方制剂，它们的剂量或效力可能存在着20倍的差异，或者，它们可能又各自包含了一系列其他的添加物质。其次，许多草药都有毒副作用，典型的例子就是圣约翰草（SJW）。这是一种金丝桃属植物的提取物，在历史上，它一直被描述为一种抗抑郁药物。尽管临床试验结果表明，SJW对抑郁症的作用相当微弱，但它可以使一些轻度抑郁症患者受益。然而，它的缺点是，它会与某些酶系统发生交互作用，而这些酶系统负责着许多其他药物的代谢（即SJW会改变其他药物的血液浓度和效力），例如，它会降低口服避孕药的效力。此外，它还会减少人体对铁的吸收，增加贫血的风险。因此，我们对纯天然药物的热情，必须与这样一种认识相互平衡：很少有物质是真正没有任何副作用的。

对某些临床抑郁症患者来说，目前最有前景的替代治疗也许是锻炼，这种方法正得到越来越多主流临床工作的采纳。对于大多数人而言，无论是否经历过抑郁症，他们都已知晓运动的好处。

确实，公共卫生运动正在积极宣传人们"离开沙发"的必要性，并打出了"坐着就是新型吸烟"等标语。许多研究都表明，锻炼对心理和身体健康都颇有好处。然而，定期锻炼是否可以减少临床抑郁，这个问题并没有得到回答。我们选出30项最好的研究，然后将其数据结合起来，发现答案是肯定的。证据就是相较于不接受任何治疗，锻炼可以改善抑郁症的症状。但是，目前关于这一主题的研究并不够理想（研究的设计或参与临床试验的参与者样本存在着诸多问题）。

对轻度抑郁症患者来说，锻炼作为唯一的治疗方法可能最为有益。这并不意味着其他抑郁症患者无法通过锻炼获益，而是说，某些严重抑郁的个体可能很难动身前往健身房，更不用说执行锻炼计划了。这些个体可能首先需要接受药物治疗，待到症状有所改善之后，再试着参与锻炼。对某些个体而言，如果锻炼改善了他们的情绪，这种方法便可能是一个很好的选择。但是，有些严重抑郁的个体参加锻炼之后会感到更加沮丧，或者在参与锻炼项目时，总是因为觉得自己"不够努力"而感到内疚，对他们而言，锻炼未必是一个好的选择。

关于锻炼干预为什么会对抑郁症的治疗有益，目前有几个言之有理的观点。在心理层面，锻炼可以有效打断人们的消极思维和反刍；当他们发展出一定的技能，并且可以掌握特定的活动，他们的自尊也会有所提升。在社交层面，他们可能会重建或改善自己的社交网络。在生理层面，锻炼可以改变内啡肽的水平，另外还有新的证据表明，锻炼或许能够改变单胺水平，或降低皮质醇的水平。这意味着,抑郁症患者可以通过锻炼来逆转自己身上出现的一些生物学改变。

药物的未来发展

正如前文所说,抑郁症的理论模型之间尚存在一些分歧,而当前治疗抑郁症的药物也存在一些缺陷。和其他医学学科一样,精神病学正在继续探索和修正着这些理论,即抑郁症是如何发展而来的,如何识别那些容易罹患抑郁症的个体等。20世纪下半叶,研究人员发现,抑郁症的发展变化会涉及某些生理系统,而这些系统之间又存在着种种联系。也就是说,单胺和应激激素系统是彼此关联的,而且,对这些系统的活动、遗传和心理易感性以及环境因素有着双向影响。21世纪初,研究人员还将注意力转向了单胺系统和HPA轴与昼夜节律以及免疫系统之间的联系。虽然对这些主题详加讨论会超出本书的范畴,但我们仍想对这个最新研究领域的若干关键元素加以强调,并以此说明它将会如何帮助我们发现目前急需的最新治疗方法。

情绪障碍和昼夜节律

有证据表明,有些人是百灵鸟,每天都会早早起床;而另外一些人则是天生的夜猫子。这些睡眠-觉醒模式还会随着年龄的变化而有所不同。诸位读者肯定都亲眼见过,有些青少年有一种惊人的能力,可以一直睡到午餐之后,但整个下午仍会抱怨自己很累,然后又可以熬夜到第二天凌晨(这表明他们的24小时睡眠-

觉醒活动模式已经发生了改变）。此外，你自己可能也经历过倒班制的工作或长途飞行之后的时差反应。不同个体或同一个体在不同情况之下所表现出的睡眠-觉醒模式，可以通过昼夜节律系统或体内生物钟的活动做出一定的解释。

英文的昼夜节律（circadian）一词源于拉丁语，意思是"大约（circa）一天（diem）"。某些化学物质和激素会在我们体内得到规律的释放，严格地控制着我们体内的诸多过程。睡眠-觉醒周期就是最为明显的例子，而血压、体温和许多其他的生物功能在一天之中也会发生精确而规律的变化。此外，就像管弦乐队一样，这些活动是需要同步进行的，如果激素分泌的顺序或昼夜节律活动的模式遭到中断，会导致个体的情绪、睡眠、注意力、食欲和精力发生显著的变化，这些表现与抑郁症的临床症状非常相似。昼夜节律系统的紊乱也会导致某些人出现肥胖、糖尿病和某些类型的癌症等疾病，这表明它对生理和心理健康都具有重要的作用。

有证据表明，昼夜节律异常和情绪障碍之间存在着某种关联。首先，基因（比如所谓的生物钟基因）对个体体内生物钟的设定发挥着重要的作用；在有情绪障碍病史（如抑郁症和躁郁症）的家族中，某些生物钟基因类型的出现超过了我们的预期；相较于那些没有抑郁的个体，患有情绪障碍的个体所具有的某些生物钟基因似乎对这个系统的控制力更弱一些。其次，众所周知，昼夜节律对环境的变化非常敏感：日照时长、社会因素（如规律的生活方式）和某些类型的生活事件都会显著影响个体的节律。最后，调节昼夜节律系统的脑区与调节应激激素和单胺类系统的脑区之间存在着明显的联系，参与睡眠调节的主要激素（被称为褪黑激素）水平可以在许多SSRIs和其他抗抑郁药物的作用下得以提升。综上所述，这些发现促使许多研究人员提出，个体生物钟的异常可能在情绪障碍的发展中发挥着重要作用。

这些发现激发了人们对时间生物学（主要研究周期性的生理现象）的兴趣，目前正在进行的许多研究涉及情绪障碍患者的白天活动和夜间睡眠模式的变化。这种研究得到这样一个事实的帮助，即人们能够一周七天全天候佩戴一种手表式的活动记录仪（一种研究设备，看起来像普通的手表，可以戴在手腕上测量人体的各种指标），同时可以正常生活。这意味着，我们也许可以记录他们的生活模式和习惯，从而获得自然或真实世界的信息。这些所谓的生态学研究可以证明，对情绪障碍患病风险较高（比如有严重的家族病史）、正在经历抑郁发作以及有抑郁发病史（但目前处于健康状态）的个体而言，他们的睡眠模式与其他没有这些特征的个体都存在着差异。这些研究还表明，如果睡眠受到了干扰，个体便可能会在第二天出现情绪低落、注意力下降、思维反刍以及活力降低等问题，而改善睡眠有助于扭转这些趋势。

昼夜节律的相关研究增加了人们对时间生物药剂（可能影响昼夜节律系统的药物）和时间治疗学［光疗和失眠的认知行为疗法（CBT-I）等干预措施］的兴趣。目前已经出现了一些关于抑郁症治疗的重要研究，对褪黑激素或某些模拟褪黑激素作用的合成化合物所产生的效果进行了考察。治疗失眠症的心理治疗（如

CBT-I）也可以用于治疗双相情感障碍，基于网络的互联网项目也可以用于那些出现情绪障碍的年轻人，帮助他们改善睡眠活动的模式。光疗是指通过光盒和某种经过特殊设计的眼镜（可以阻挡蓝光）来提供治疗。目前有学者正在探索光疗在抑郁症、双相情感障碍和季节性情绪障碍（根据季节而变化的情绪障碍）患者身上的运用。所有这些方法似乎都为新的治疗形式开辟了途径。

抑郁症和免疫系统

抑郁症并不是一种传染性疾病，但是，对于急性抑郁发作的患者以及那些在青春期发展出抑郁症的孩子来说，他们体内的某些蛋白质（即炎症标志物）会有所增加。研究人员已经发现，这些炎症因子会影响大脑的各种活动，而这些活动被认为与抑郁症有重要的联系，包括可以改变单胺活动、皮质醇受体反应和海马体的神经可塑性（神经可塑性是指大脑形成新神经连接的能力）等。彼得·琼斯教授和剑桥大学的研究人员认为，早期的生活逆境和压力会导致个体体内的炎症标志物水平出现持续的升高。此外，如果个体体内的炎症标志物水平持续升高，或者对压力表现出过度的炎症反应，那么，这些个体罹患抑郁症的可能性大约是炎症标志物水平较低个体的两倍。

即使处于健康的身体状态，我们的血液中也会存在一些炎症标志物（特别是像白细胞介素-6这样的物质）。然而，当我们受到感染（比如普通的感冒），我们的免疫系统就会开始发挥作用，与感染作斗争，炎症标志物就会被释放出来。这些物质也会作用于大脑，由此便产生了"疾病行为"（恶心、发热、食欲不振、远离自然和社会环境），其中的许多反应都与抑郁症的症状相互重叠。疾病相关的行为与抑郁症的区别在于，前者是身体对感染的适应性反应，一旦感染得到解决，行为和症状就会停止。抑郁症患者的情况却并非总是如此。那些长期处于抑郁状态的患者，他们的炎症标志物均普遍处于较高的水平。

与昼夜节律系统一样，免疫系统的异常也与精神和躯体障碍有关。例如，我们知道，抑郁症患者罹患心脏病和糖尿病的风险更高，研究表明，炎症标志物水平升高会增加普通人罹患这些疾病的风险。免疫或昼夜节律异常是否能够解释情绪障碍和特定躯体健康问题之间的联系，便是我们未来的研究目标之一。我们之所以对免疫系统和节律标志物深感兴趣还存在着另外一个原因，那就是我们可以对它们进行客观的计量，因此，研究人员可能会借由它们开发出类似于普通医学中常规使用的实验室测试技术，以帮助我们识别那些处于某种疾病风险之中的个体，或者帮助患者确定最佳治疗方案。

心理治疗的未来研究方向及其与神经科学的联系

对于心理治疗在抑郁症方面的使用价值，很多人抱有怀疑的态度，其中一个原因是，我们目前很难确切地证明究竟是哪些因素使这些干预措施对患者产生了益处。许多人由此声称，我们看到的那些改善其实类似于安慰剂效应，或者说，仅仅是有人在困难时期向这些患者提供了支持，让他们得以倾诉的结果而已。然而，我们也能够清晰地看到，对抑郁症患者最有帮助的心理治疗可以帮助人们改变他们的思维、情绪反应和行为方式，尤其是当人们面临生活压力的时候。这表明，有效的心理治疗包括学习新的技能（例如改变个体的应对策略）和修正个体对应激源的自我认知等。因此，心理治疗的研究人员已经开始在他们的研究中将心理学、社会学和神经科学的方法结合起来，探索与抑郁症相关的潜在大脑活动，以及这些大脑活动在治疗期间和康复之后是如何发生变化的。

这种研究策略最为著名的倡导者之一便是埃里克·坎德尔。2000年，他因为研究学习和记忆的生理学基础而获得了诺贝尔奖。虽然他以基础科学家的身份而闻名，但他最初接受的训练却是精神分析，这可能是他的贡献如此引人注目的原因之一。坎德尔一直都在强调，我们所说的心智其实可以被理解为大脑的活动，所有的心理过程（即使是最复杂的部分）都来自大脑的运作。他认为这个理念是极为重要的。坎德尔并不是唯一一个讨论这些问题的学者，但他清楚地说明了神经科学（特别是神经科学对脑成像技术的使用）如何让研究人员得以发展出新的方法来探索心理过程，确认抑郁症患者的大脑可能会发生的变化，以及研究如何通过抗抑郁药物或心理治疗来改善这些变化。如果我们想要揭示特定心理功能和特定大脑机制之间的联系，以及它与遗传、生物学和心理社会模型之间的联系，这种类型的方法是至关重要的。

2008年，坎德尔发表了一篇论文，为精神病学建立了新的知识框架。他认为，研究已经反复证明，基因产生的影响是不固定的（之前的观念认为，我们通过遗传获得的行为模式是无法改变的，这个观点其实是错误的），而且我们已经得知，内部刺激（身体内部的事件）和外部事件（压力、学习和社交等）都会影响大脑的发育。重要的是，所有这些事件都可以改变"基因表达"（这被称为表观遗传调控）。学习和经验会给基因表达带来变化，反过来又会影响神经元的连接模式，并导致大脑发生解剖学层面的变化——这个过程是持续一生的。

关于大脑的这种可塑性，有一个经常被引用的简单例子，来自一项针对伦敦出租车司机的研究。在试用期，这些准出租车司机必须学习伦敦的详细路线图（这被称为**知识**），这可能需要四到五年的时间才能实现。研究人员通过脑部扫描证明，这些路线图的学习需求刺激了大脑的发育，结果发现，学习这些**知识**的个体大脑中的海马体大小有所增加。此外，扫描结果还显示，他们的记忆中枢（海马体）得以增长是高强度训练的结果（这并不是说，已经拥有较大海马体的个体更有可能决定成为一名出租车司机）。在临床研究中，我们已经发现，如果个体在早期生活中受到忽视或剥夺，大脑皮层（大脑的大脑叶）的正常发育便可能会受到阻碍，这种影响包括与情绪反应、恐惧和对危险做出反应的相关脑区所具有的调节能力遭到了削弱（这些脑区就是边缘、中脑和脑干区）。

这些研究对抑郁症以及心理治疗研究具有多个层面的重要性。首先，对抑郁症患者而言，某些生活经历可能会导致大脑神经网络出现生长（或收缩），而在压力的作用下，这些神经网络便会被重新激活。正如研究人员卡拉·沙茨所说，这个现象可以被描述为"互相放电的神经细胞相互联系在一起"。这个模型为我们的认知结构（比如基本信念以及调节情绪的能力）提供了潜在的神经基础。此外，它还为神经可塑性和大脑内部相关物质的研究提供了重要的见解，后者比如有某种被称为脑源性神经营养因子（BDNF）的蛋白质，这种蛋白质可以刺激新的神经细胞生长，并且提高它们的健康功能和生存时间。有趣的是，研究报告显示，BDNF水平的升高可能与持续的运动、心理治疗或服药相关。

坎德尔认为，在心理干预中，通过学习可以产生长期的行为变化，而这种变化反过来又会导致基因的表达发生变化，从而改变神经突触之间连接的强度，并导致大脑的结构发生改变。目前，研究人员正争相尝试使用新的技术来验证坎德尔的观点是否正确，并检验心理治疗是否以这种方式产生作用，以及，如果坎德尔的观点是正确的，心理治疗引发的变化又会发生在什么部位（见图10）。研究人员也在尝试研究，心理治疗所产生的结构性重组，究竟发生在抑郁症所改变的脑区，还是在其他不同的脑区（如果是这样，就可能意味着心理治疗给脑区带来了代偿性的变化）。最后，研究人员正在对接受心理治疗或药物治疗的个体展开对比研究，通过比较他们的脑部扫描结果，以确定不同的治疗方式对大脑的影响究竟是相似还是不同的。

目前的研究得出了极为有趣但并不一致的结果。例如，一项来自芬兰的研究表明，抑郁症涉及大脑的某些额叶区域对血清素

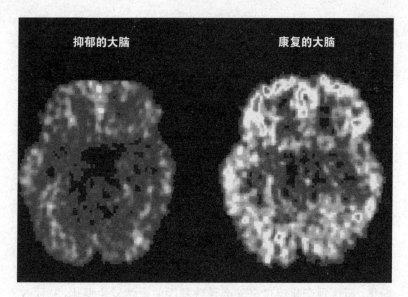

抑郁的大脑   康复的大脑

图10　理解心智和大脑。这种大脑扫描(使用正电子发射断层扫描或称PET)可以为我们提供一个窗口,用来观察抑郁症患者接受16次心理治疗前后的大脑活动。左边图像显示的是某个人出现抑郁时的大脑,右边图像显示的是治疗成功之后的大脑

的摄取出现了减少的现象,而且,患者接受心理治疗之后,这种异常的现象便得到了纠正,但未接受心理治疗的患者却没有发生类似的变化。来自北美的研究表明,在接受一段疗程的认知行为治疗和人际关系治疗之后,患者的大脑活动所发生的变化是相似的(这表明它们可能对相似的脑区产生了相似的影响),但这些变化与抗抑郁药物带来的效果并不相同。在某些关于认知行为疗法的研究中,人们发现,大脑额叶某些部分的血液流动发生了变化,而这些区域与情绪和想法的评价功能相关。研究人员解释道,这些变化之所以会发生,可能是因为个体如果从抑郁中得以恢复,

思维反刍的次数就会相应地减少。这项研究目前还处于起步阶段，要想确认这些解释还需要一段时间。然而，这种科学的方法为我们提供了一种前景，也就是说，我们也许可以识别出哪些个体会对哪种抑郁症的治疗方法做出反应，同时，这些研究也能显示抗抑郁药物或心理治疗如何使大脑发生变化，从而使患者从抑郁症中恢复过来。这项研究已然引起了精神病学、心理学、普通医学和神经科学等多个领域许多科学人士的关注，这也是意料之中的事情。

第七章
现代社会的抑郁症

没有任何年龄、性别或社会群体可以对抑郁症免疫，即便我们已经在使用严格的标准来定义临床抑郁症，它仍然是一种极为常见的人类体验。因此，我们应当仔细考量抑郁症所带来的全球影响，以及世界卫生组织和世界银行等主要国际机构如何评估抑郁症对现实世界的影响和社会的经济成本。这项工作的结果已经开始影响许多国家的政府决策，也在激励着我们开展国际合作，采取更为积极的措施来应对抑郁症。同时，它也促进我们对劳动人口的抑郁症问题展开新的思考，并引入了"精神资本"等概念。劳动者不愿寻求帮助，可能是由于抑郁症所带来的病耻感，我们需要思考它究竟会如何削弱个体接受治疗的意愿，并且可以从抵抗偏见的运动中学习经验教训，这是非常有用的。最后，我们简要地考察了天才和疯狂的概念，看看是否有任何证据能够证明创造力和情绪障碍之间存在着联系。

衡量全球疾病负担

数十年来，衡量人口健康状况最常用的指标便是特定地区（某个地区或国家）每 1 000 人的死亡率。然而，自 1980 年代起，我们发现了一个越来越明显的现象：要想了解某种疾病给社会造成了什么样的个体、私人和经济负担，死亡率并非最为有效的指标。例如，某些疾病虽然并不会立即导致个体的死亡，但它们可能会常年损害个体大量的日常功能，导致他们无法加入就业市场。此外，他们的疾病还可能会对家庭成员产生重大的影响，家人们不得不从自己的工作中抽出时间，为患者提供照顾和支持。为此，世界卫生组织和世界银行联合委托研究人员开展了"全球疾病负担研究"。这个项目的目标是对与一系列身心障碍有关的个体和社会负担进行更有意义的评估，并制定一套衡量健康状况的全新标准，即伤残调整生命年（DALY）。研究人员认为，DALY可以反映个体由于患病而失去健康的年月所导致的联合效应（这种方法可以测量疾病所导致的持续失能状态），以及某一人群之中与特定疾病相关的死亡率（通过统计过早死亡的人口来进行测量）。这项工作目前已经广为人知，这个研究小组的出版物也被广泛引用，其中便包括默里和洛佩兹的著作（已列在"参考文献和扩展阅读"之中）。这部著作尤为重要，它表明，那些给全社会造成最大负担的健康问题，与造成死亡的主要原因有着很大的不同。

从世界范围来看，共有六种精神卫生问题被列入十大最令人难以承担的疾病。在所有年龄组全部的躯体和精神疾病之中，这六种疾病总共占去了DALYs总量的28%。如专栏8所示，当我们把负担的评估范围仅限于生活在发达国家的19～45岁的成年人时（占世界总人口的75%），抑郁症排在了第一位，超过了其他所有的躯体和精神疾病（双相情感障碍排在了第六位）。此外，除去撒哈拉以南非洲地区,抑郁症是影响世界其他所有地区DALYs的最重要因素。

专栏8　19～45岁成年人全球疾病负担十大原因

	总伤残调整生命年（DALYs）/百万	占总DALYs的百分比
全部原因	472.7	
单相抑郁症	50.8	10.7
缺铁性贫血	22.0	4.7
跌倒	22.0	4.6
使用酒精	15.8	3.3
慢性呼吸道疾病	14.7	3.1
双相情感障碍	14.1	3.0
出生异常	13.5	2.9
骨关节炎	13.3	2.8
精神分裂症	12.1	2.6
强迫症	10.2	2.2

（改编自默里和洛佩兹于1996年出版的《全球疾病负担》）

该研究还探讨了不同疾病相关的负担模式在未来会发生何种变化。其中一个惊人的发现是:随着我们开始根除那些夺去非洲儿童生命的疾病（如疟疾）,越来越多的人会存活下来,进入成年早期,这意味着越来越多的人会进入抑郁症和双相情感障碍发作的高峰期。因此,研究人员对2020年的可能情况所进行的预测结果是,因为抑郁症而丢失的DALYs将会进一步上升,最终达到DALYs总量的15%。由此,在各大洲所有年龄群体全球疾病负担的世界排名之中,抑郁症的名次仅次于心脏病。此外,一位名叫戈尔的研究员最近在《柳叶刀》杂志上发表的一篇文章已经指出,抑郁症是全世界25岁以下年轻人中负担最为沉重的疾病(双相情感障碍排名第四)。

我们之所以要详细研究这些信息,是为了强调抑郁症造成的惊人影响,并试图消除一些长期以来的误解,即认为抑郁症是一种小毛病,或者是某种微不足道的性格缺陷等。长期以来,抑郁症都被称为"精神病领域的普通感冒"。"全球疾病负担"研究表明,这种类比未能反映出现代世界中抑郁症体验的现实,它过于天真,而且非常危险。抑郁症的确非常普遍,这一点和普通感冒一样;然而,抑郁症并非某种温和或自限性的疾病,如果我们忽视它,它并不会从我们的社会中自行消失,这一点与普通感冒是不同的。

抑郁症的经济学:工作场所的抑郁症

研究表明,对很多人而言,就业对抑郁症的发展可能具有保护作用,而失业或社会经济剥夺等应激因素可能会增加个体罹患抑郁症的概率。然而,这并不意味着充分的就业便可以让每一个人都避免变得抑郁。相关的国际调查报告强调,在所有的工作场所,抑郁症都可能是一个严重的问题。据英国健康与安全委员会估计,在21世纪初,抑郁的个体每年损失的工作日约为22天,这个数字远超过罹患其他精神或躯体疾病的个体(其他疾病每年平均损失4～6个工作日)。研究还表明,接受治疗是至关重要的,根据美国2005年的一项研究,相较于没有接受治疗的个体,服用处方抗抑郁药物的个体旷工率要低20%。

旷工只是抑郁症-就业等式的一部分而已。近年来,学术界出现了一个新的概念——"假性出勤",用来描述那些到工作场所上班,效率却很低下的个体(通常是因为他们的机能受到了疾病的损害)。可以想象,假性出勤是抑郁症患者的常见问题。2007年,美国的一项研究估计,抑郁症患者每周会失去5～8小时的有效工作时间,因为他们所经历的症状直接或间接地损害了他们完成工作任务的能力。例如,抑郁会导致工作效率的降低(由于注意力不集中、身体和精神功能下降、失去信心等原因)以及社会功能受损(由于社交退缩和交流能力下降等原因)。

抑郁的个体在工作中可能会遇到各种各样的紧张局面和困难,尤其是他们的同事可能无法理解他们工作效率低下是因为健康状况不佳,而不是因为他们"没有尽职尽责"。当然,有时候,这种情况会导致恶性循环,因为抑郁的个体很有可能无法保住目前的工作,这会进一步损害他们的自信和自尊。这不仅会减少他们找到新工作的机会,还会成为他们生活中更进一步的压力因素,增加抑郁持续或复发的概率。2010年,美国的一项研究报告称,抑郁症患者的收入水平可能会下降20%,失业的可能性则是普通人的七倍;而且,在经济不景气的时期,这种情况可能会持续恶化。根据欧洲心理健康经济学网络的研究,抑郁症是导致长期失能和提前退休的主要原因。

经济成本

如果想要理解抑郁症所带来的经济成本，我们便须认识到，经济负担的大小其实取决于我们如何界定临床抑郁症的范围，以及我们的计算将会包含哪些成本。

通常，治疗临床抑郁症的医疗成本远高于其他精神疾病或慢性生理疾病。1996年，英格兰和威尔士国家医疗服务体系进行了一项研究，首次对不同疾病的治疗费用进行了比较。临床抑郁症的治疗成本约为8.87亿英镑，这个数字超过了高血压（4.39亿英镑）和糖尿病（3亿英镑）治疗成本的总和。2013年，一项针对欧洲28个国家4.66亿人的研究表明，在欧洲，抑郁症是花费最高的脑部疾病（占所有疾病成本的33%）。该研究估计，至少有2 100万欧洲人受到抑郁症的影响，每年的总治疗成本为1 180亿欧元（相当于每个居民275欧元左右）。

健康经济学家通常并不会将他们对疾病成本的估计仅仅局限于治疗所需的资金（即健康与社会医疗的直接成本）。全面的经济评估还应该考虑到间接费用。对于抑郁症而言，这包括了与就业问题相关的成本（如旷工和假性出勤以及疾病津贴等）、患者家属或其他重要的人所产生的费用（例如，离开工作照顾患者有关的时间），以及与抑郁症有关的自杀等过早死亡所产生的费用（即所谓的死亡费用）。2000年，美国的一项研究表明，如果将所有这些因素都考虑在内，抑郁症每年的总成本约为830亿美元，这笔费用超过了2001—2012年之间阿富汗战争的总费用。

来自世界各地的研究一致表明，与间接成本相比，抑郁症的直接医疗成本可以说是微不足道的。例如，来自美国的研究发现，在抑郁症的总成本830亿美元中，直接医疗成本占不到三分之一（260亿美元）。2005年，英国的一项抑郁症研究显示，尽管6个月的医疗服务总成本约为每人425英镑，但间接成本为每人2 575英镑。有趣的是，旷工的成本通常是假性出勤成本的约四分之一。例如，在美国，抑郁症患者因旷工导致2007年的生产力损失了83亿美元左右，而因假性出勤造成的损失则达到了357亿美元。总体而言，抑郁症造成的经济后果至少占欧洲国民生产总值（GDP）的1%。

心理健康与财富：心理资本的概念

在过去的30年间，很多社会已经转向更加基于知识和服务的经济发展模式。一些国际组织，如英国的前瞻政府智囊团和荷兰的提姆布斯研究所发表的报告评论称，人们越来越多地使用头脑，而不是使用双手来进行工作了。《前瞻性报告》试图在更为广泛的人群中发展他们的心理资本和心理健康，并关注着未来20年的工作实践中可能会出现的变化及其可能会带来的威胁（见专栏9）。例如，报告指出，某些个体罹患抑郁症的概率可能会上升，因为他们可能难以适应新的就业需求。该报告的结论是，国家如何发展其心理资本，将会影响其经济竞争力，经济繁荣程度以及国民的心理健康、社会凝聚力和包容性。鉴于抑郁症是旷工和假性出勤最为主要的原因，针对心理资本的相关工作将人们对抑郁症的全球影响所产生的兴趣从其经济成本延伸到了它的经济重要性上。

专栏9　什么是心理资本？

英国的《前瞻性报告》指出,心理资本指的是一个人的认知和情感资源。它包括:

- 个体的一般能力以及学习的灵活性和效率;
- 个体的"情商",比如社交技能,以及个体在压力之下的适应力。

它反映出个体如何有效地为社会做出贡献,以及如何体验高质量的个人生活。

报告指出,心理资本的概念与金融资本的概念有着天然的关联,以这种方式思考人类的心理,既具有挑战性,也是自然而然的。

荷兰学者里夫卡·维惠岑在其关于心理资本的论文中提到,在过去,身体健康对工作的表现至关重要,但在今天,心理健康变得更为重要。同时,她又使用相关的证据表明,新型工作以及不断被要求提高工作效率所带来的压力,可能会导致更高水平的压力和抑郁。她认为,这或许可以解释"幸福悖论",即:在世界上那些较为先进的经济体之中,越来越多的个体似乎正变得越来越不快乐,尽管他们比上一代人过得更好。维惠岑指出,推动经济增长的因素不一定是对心理健康有益的,但心理健康却对经济的进一步增长至关重要。

在英国、荷兰以及其他一些地方开展的工作强调,政府应当制定相关的政策,最大限度地扩大心理资本,促进人们的心理健康。这些研究还提倡,政府应当为劳动人口的心理健康提供个人和公共的投资。这些呼吁带来了一些举措,比如,在工作场所提供一些筛查项目,尝试发现抑郁症,并提供"内部"心理咨询和治疗服务。人们也开始主动采取措施,以提高民众对抑郁症的认识。这包括试图增加抑郁症患者对治疗的接受程度,同时提高高级管理人员对抑郁症相关问题性质的了解,希望患者能够更为轻松地讨论抑郁症,而不必担心遭遇偏见或污名化。

2005 年,英国著名经济学家莱亚德勋爵发表了一篇名为《抑郁症报告》的文章,该文明确使用了与抑郁症的经济成本和经济重要性有关的数据,成功地说服人们针对抑郁症和焦虑症进行治疗投资,以减轻它们所导致的长期经济负担。莱亚德估算,为抑郁症患者提供心理治疗的成本,将被英国就业和退休保障部的储蓄完全抵销,因为我们需要为丧失工作能力的患者支付津贴,而财政部可以通过税收的增加而获得收益(比如,接受治疗后重返工作岗位的个体是可以纳税的)。他提供的数据表明,政府每个月为焦虑症或抑郁症患者支付的丧失工作能力津贴,相当于为他们提供大约 10 次认知行为治疗的费用(估计约为750英镑)。尽管莱亚德在计算中使用的一些假设遭到了质疑,但他的观点是很有说服力的,而且,这是一个"成本中立"的项目,英国政府已经培训和雇用了多达 1 万名新的治疗师来治疗抑郁症和焦虑症患者。

病耻感与抑郁症

对于抑郁症的经济成本和全球重要性，人们的认识正在不断加深，也开始致力于为相关的患者提供早期治疗。可悲的是，历史告诉我们，抑郁症仍然是一种"隐形的失能"，因为人们担心，如果自己向雇主透露病情，可能会招致某些不利的后果。例如，2009年，英国"改变之时"组织（一个试图与病耻感作斗争的组织）的一项调查显示，92%的公众认为，如果承认自己患有抑郁症等心理健康问题，会损害一个人的职业生涯。2005年，一项来自美国的研究得出了类似的结论，该研究显示，25%的抑郁症患者认为，承认自己患有抑郁症会对他们与他人的友谊产生负面影响。

许多抑郁症患者还会认为自己会被医疗保健系统羞辱，这使得他们更加害怕自己会遭到同事或朋友的拒绝。在21世纪，澳大利亚的安东尼·乔姆及其同事已经反复证明，抑郁症患者寻求帮助的主要障碍便是，当他们与健康专家谈论自己的问题时，他们会感到尴尬和羞耻，同时，他们认为许多专业人士会对他们做出消极的反应。世界各地都有类似的发现和报道。

2010年，一项来自中国的研究表明，绝大多数接受基层医疗的抑郁症患者通常只会谈论他们的躯体症状。研究人员评论说，中国的患者可能压抑或掩盖了他们的心理问题，这是因为在他们的文化中，抑郁症会带来一种强烈的耻辱感。抑郁症患者不愿意接受临床服务，或者对自己的心理问题轻描淡写，这可能会导致某种潜在的后果。莱亚德在自己的报告中对此进行了生动的描述：在那些长期受到抑郁症困扰的人群之中（即便症状已经使得他们无法工作），只有不到50%的患者接受了有效的治疗。同样，不论是发展中国家还是发达国家的抑郁症患者，情况都是一致的。

大量研究证实，抑郁症仍然会牵涉社会污名的问题。根据英国社会精神病学家格雷厄姆·克罗福特的观点，要解决病耻感问题，我们需要考虑它的三个关键元素，即：知识问题（无知）、态度问题（偏见）和行为问题（歧视）。很多国家都发起了宣传运动，如英国的"战胜抑郁症"运动、澳大利亚的"摆脱忧郁"运动以及美国的"抑郁症：意识、认知和治疗（DART）"运动。这些全国性的运动都结合了试图提高公众意识以及针对临床医生的干预措施。"摆脱忧郁"运动还开发了一个网站，专门用于提高年轻人对抑郁症的认识，并为他们提供了一些建议，教导他们如何才能获得相应的帮助。

在推行全国性的运动之前，新西兰卫生部对其他国家和地区发起的运动开展了一项极佳的评审工作，评估哪些方法是有效的，哪些又是无效的。他们在报告中指出，通过实施抑郁症预防项目，抑郁症的症状可以改善11%。让媒体（比如大众媒体和电视等）参与运动的好处很难得到准确的评估，但值得注意的是，邀请一些倍受瞩目的运动员、女性或某些知名人士谈论自己的抑郁经历，这样的宣传手段的确让公众的态度发生了一些转变（虽然并非所有的国家都会出现这样的改变）。这份评估报告的见解极为有用，帮助我们了解了成功的反污名运动应该具备哪些最为重要的组成要素（见专栏10）。

专栏10　一份关于抑郁症相关运动的评估报告，用于支持新西兰的一项公共卫生运动（2005）

关于人们如何改变自身对健康的态度和行为，以及哪些行为会为抑郁症带来更好的治疗结果，这份报告发现下列知识、信念和态度对抑郁症患者的康复有积极作用：

- 对抑郁症相关症状的了解；
- 知道抑郁症的风险因素能够得到改变；
- 对求助抱有信心；
- 对医疗专业人员（以及他们的角色）的了解和态度；
- 对自助和有效治疗的了解和态度；
- 家庭和朋友对自助、求助和治疗的了解和态度；
- 社会对抑郁症的态度。

最后一个需要考虑的问题是，当我们研究病耻感如何对抑郁症患者产生影响时，我们也要认识到，抑郁发作并不能阻止一个人对抑郁症持有消极的看法，这些看法往往反映出他们所属的社区、文化或整个人群对抑郁症所抱有的态度。比如，在经历抑郁症之前，个体可能认为抑郁是个人懦弱的表现等。这种观点会助长自我偏见，使该个体感到羞愧，不愿承认自己的问题，乃至拒绝接受可能对其有益的治疗。

抑郁症与创造力

自古以来，人们一直都在讨论抑郁症和创造力之间可能存在的某种联系。据说，早在公元前4世纪，亚里士多德就曾评论道："为什么所有在哲学、诗歌或艺术方面杰出的人都是忧郁的？"在现代，情绪障碍领域的著名研究人员凯·贾米森就这个话题写了大量的文章，并出版了《疯狂天才：躁郁症与艺术气质》（*Touched with Fire*）一书。值得注意的是，贾米森指出，尽管有些人刻意浪漫化或夸大了艺术家、作曲家或作家与情绪障碍之间的联系，但我们对精神障碍在这一层面的潜在积极作用不予考虑是不对的。

对于那些经历过抑郁发作或双相情感障碍的富有创造力的艺术家，在历史上有一个长长的且令人印象深刻的名单。例如，诗人和作家包括威廉·布莱克、拜伦勋爵、约翰·济慈、罗伯特·洛厄尔、西尔维娅·普拉斯、埃德加·爱伦·坡、玛丽·雪莱、罗伯特·路易斯·史蒂文森、列夫·托尔斯泰、马克·吐温和弗吉尼亚·伍尔夫等；艺术家包括米开朗基罗、爱德华·蒙克、乔治亚·奥基夫和文森特·梵高等；音乐家包括莫扎特、亨德尔、舒曼和查理·明古斯等。许多研究人员正试着研究创造力和情绪障碍之间可能存在的联系，例如，哈佛大学的约瑟夫·希尔德克劳特曾试图将一群美国纽约抽象表现主义画家的心理健康问题个人史拼凑起来。《美国精神病学杂志》发表了这项名为《创造力之忧郁画布》的研究，在接受研究的15位艺术家中，有6～8位可能有抑郁症或躁郁症的病史。其中一些艺术家可能还同时有吸毒或酗酒的问题。另外,这15位艺术家中,有4人过早死亡。高尔基和罗斯科是自杀身亡,而杰克逊·波洛克和大卫·史密斯则死于鲁莽驾驶(一些观察家猜测,这种行为可能意味着他们存在自杀的意图)。

这项小规模的研究虽然很引人入胜,但并不能证明创造力和抑郁症之间存在紧密的联系。要对创造力和抑郁症之间的关系进行科学的研究,我们首先需要给创造力下一个定义(例如,字典里指的是"创造性的能力,源于独创性的思想或表达")。然后,我们必须以某种方式选择某个富有创造力的人群样本,并使用某种已经建立起来的标准来识别抑郁症或双相情感障碍,以评估富有创造力的样本中有多少个体经历过情绪障碍。最后,为了真正了解这些样本的情绪障碍发生率是否有所提高,我们还需要招募一个对照组,例如,一般人群中那些并没有被视为富有创造力的个体(不过,理想的情况是,他们的平均年龄和教育经历均是相同的,并且与富有创造力的群体表现出相同的性别分布)。有趣的是,一些业已发表的研究应用了上述某些方法,试图回答这样一个问题:"在富有创造力的人身上,情绪障碍的发生率是否比我们预期的要高?"

美国的南希·安德瑞森和阿诺德·路德维希分别在1980年代和1990年代进行了两项关于创造力与情绪障碍的著名研究。安德瑞森研究了30名作家(包括男性和女性)和30名对照组的实验对象(根据年龄和性别进行了匹配)。路德维希则对59位女性作家(她们都参加了同一场会议)和59位"非作家"女性对照组实验对象进行了比较研究。尽管这两项研究的规模都相对较小，但它们都表明，在接受调查的这些作家中，约有20%～50%的人患有某种形式的情绪障碍。此外，这些作家罹患抑郁症的可能性是对照组的三倍，罹患双相情感障碍的可能性则是对照组的四倍。安德瑞森还指出，在作家的家族中，可以发现更多富有创造力且存在情绪障碍病史的亲属。

但是，这些研究无法告诉我们，使某些人更易罹患情绪障碍的因素，是否也能够帮助我们预测某个人比普通人更具有创造力。为了探索这个问题，科学家们试图确定哪些因素最有可能使人更具有创造力，然后，再看看那些经历情绪障碍的人是否也具备这些特征。根据古德温和贾米森编写的教科书《躁狂抑郁症》，创造力和情绪障碍最为常见的重叠因素是气质（或人格类型）、思维风格（认知因素）和情绪的周期性变化。例如，如果某人处于轻度躁狂状态，他们的思维可能会加速，他们也许可以在不同的想法之间建立更为频繁和更深远的联系，表现出一定程度的去抑制状态（这意味着他们可能会对周围的事物变得更加敏感），他们的精力也变得更加旺盛，对睡眠的需求变得更少。当所有这些事情一起发生的时候，一个人便可以达到比其他人更高的创造力水平。我们很容易看到轻度躁狂的体验如何促进个体的创造力，但是，我们还不太清楚抑郁的体验会如何提高创造力。根据一些广泛的报道，有些文学人物（比如弗吉尼亚·伍尔夫）在抑郁的时候是无法写作的。有趣的是，这似乎并不是一种普遍的体验。一项针对作家的调查报告称，30%的作家认为，在创造力增强的前一段时期,他们的情绪其实是有所恶化的。大多数艺术家和作家似乎都承认,正是情感和情绪的深度与强度,帮助他们拓展了自身的创造力,超越了原有的水平。正如凯·贾米森所观察到的那样,抑郁症或轻度躁狂的体验似乎"可以产生某些洞察力,或者改变精力的水平,从而可能让那些天生便具有创造力的个体进一步增强他们的创造力"。

另一个需要考虑的问题是,更为严重的情绪障碍发作是否与更强的创造力有关,或者说,它们是否会使人们无法表达他们的创造力。遗憾的是,自古以来的著述表明,后一种情况其实更为常见。例如,即使在文艺复兴时期,人们也会区分"理智忧郁者"和"精神错乱者",前者是成就卓越的人,后者则是无法发挥其创造性才能的人。这样看来,当个体处于严重抑郁的状态,他们的生理和心理活动可能会变得迟缓,无法进行写作、绘画或创作。相反,严重的躁狂发作可能会使个体变得极为混乱,以至于他们的创意也变得杂乱无章,令人费解。

我们所描述的这些信息可能意味着,适度而不极端的情绪波动可以促进创作的过程。因此,对具有创造力的个体而言,治疗工作究竟是一种帮助还是一种阻碍,确认这一点是极为重要的。凯·贾米森对爱尔兰和英国的作家进行了一项研究,发现相当一部分作家曾因情绪问题接受过治疗,而且,接受心理治疗的作家比接受药物治疗的作家更多。这个现象似乎支持这样一种观点:作家和艺术家担心药物可能会损害创作的过程。为了验证这一点,莫根斯·施(精神病学家,因为将锂引入日常治疗而闻名)对

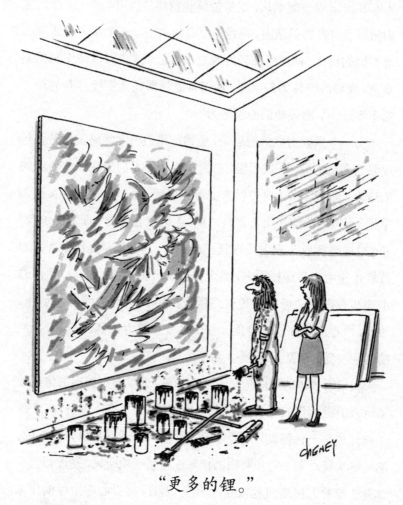

"更多的锂。"

图11　更多的锂

24位艺术家和作家进行了一项小型研究，对他们在1970年代末服用锂之前和之后的创造性产出进行了比较。他的研究发现，有12个人（50%）称自己的工作效率提高了，6个人报告说自己的工作效率没有发生变化；而剩下的6个人（25%）则报告说，锂治疗降低了他们的创造力，以至于其中4个人拒绝继续服用此类药物。显然，这样一个小型的研究并不能为我们提供一个确定的答案，但有趣的是，治疗并没有破坏大多数个体的创作过程。

如果对我们目前所知道的信息进行总结，我们可以说，大多数患有情绪障碍的个体并没有比他们的同龄人表现出更多的创造力。此外，大多数具有创造力的个体并没有罹患情绪障碍。然而，对于那些的确患有情绪障碍且具有创造力的个体而言，情绪障碍的某些症状（比如紧张的情绪状态和思维过程的变化）可能会把他们的创造力提高到一个新的水平。至于图11是否能够准确地表现我们应当为这些个体提供怎样的治疗，就要靠读者诸君见仁见智了。

译名对照表

A

absenteeism 旷工

actiwatch 手表式活动记录仪

adolescence 青春期

adrenalin 肾上腺素

adreno-corticotrophic hormone (ACTH)
促肾上腺皮质激素（ACTH）

age suicide 自杀年龄

alcohol as sedative treatment 酒精作
为镇静剂疗法

alternative therapies 替代治疗

amygdala 杏仁核

anal stage of psychosexual development
性心理发展阶段的肛欲期

Anatomy of Melancholy, The (Burton)
《忧郁的解剖》（伯顿）

antidepressants 抗抑郁药物
adherence rates 依从率
effectiveness 有效性

Aristotle 亚里士多德

artists 艺术家

assisted dying 安乐死

asylums 精神病院

automatic thoughts 自动化思维

Avicenna (Abu Ali al Husain ibn Abd)
阿维森纳

awareness campaigns 抑郁症意识运动

Ayurveda 阿育吠陀

B

baby blues 产后忧郁

barbiturates 巴比妥类药物

Beck, Aaron 亚伦·贝克

Beck's cognitive model 贝克的认知模型

behavioural models 行为模型

beliefs, dysfunctional 功能失调信念

bereavement 丧亲

bile 汁

biopsychosocial models of depression
抑郁症的生物-心理-社会模型

bipolar disorder 双相情感障碍

black bile 黑胆汁

blood-letting 放血

brain 大脑
imaging 成像
injuries 损伤
nervous system 神经系统
plasticity 可塑性
surgery 脑外科

brain-derived growth neurotrophic
factor (BDNF) 脑源性神经营养因子
（BDNF）

bromide 溴化物

Brown, George and Tyrell Harris 乔
治·布朗和蒂雷尔·哈里斯

burden of disease 疾病负担

Burton, Robert 罗伯特·伯顿

C

Cade, John 约翰·凯德

campaigns for awareness（关于抑郁症）意识的运动

Canon of Medicine (Avicenna)《医典》（阿维森纳）

Caspi 卡斯皮

Cerletti, Ugo 乌戈·塞莱蒂

Charcot, Jean-Martin 让-马丁·沙可

childhood depression 儿童抑郁症

Chinese medicine, traditional 传统中药

chlorpromazine 氯丙嗪

Christianity in the Middle Ages 中世纪的基督教

chromosomes 染色体

chronic depression 慢性抑郁症

chronic disease management 慢性疾病管理

chronobiology 时间生物学

circadian rhythms 昼夜节律

classification systems for mental disorders 现代精神疾病分类体系

clock genes 生物钟基因

cognitive analytic therapy (CAT) 认知分析疗法（CAT）

Cognitive Behaviour Therapy (CBT) 认知行为疗法（CBT）

cognitive model (Beck) 认知模型（贝克）

complementary therapies 辅助疗法

copycat suicides 模仿自杀

corticotrophin releasing factor (CRF) 促肾上腺皮质激素释放因子（CRF）

cortisol 皮质醇

counselling 心理咨询

creativity 创造力

Creativity's Melancholy Canvas (Schildkraut)《创造力之忧郁画布》（希尔德克劳特）

cultural variation 文化差异

cyber-bullying 网络霸凌

D

Dementia Praecox 早发性痴呆

Deniker, Pierre and Jean Delay 皮埃尔·德尼克和让·德雷

diagnosing depression 诊断抑郁症
    criteria 标准
    under- and over-diagnoses 诊断不足与过度诊断

Diagnostic and Statistical Manual of Mental Disorders (DSM)《精神障碍诊断与统计手册》（DSM）

Disability Adjusted Life Year (DALY) 伤残调整生命年（DALY）

divorce 离婚

dopamine 多巴胺

doshas 体液

drugs 药物

Durkheim, Émile 埃米尔·迪尔凯姆

dysfunctional beliefs 功能失调信念

dysthymia 恶劣心境

E

economic costs of depression 抑郁症的经济成本

education 教育

ego (id, ego, and superego) 自我（本我、自我和超我）

Einheitspsychose 单一性精神病

electroconvulsive treatment (ECT) 电休克疗法（ECT）

endocrine system 内分泌系统

endorphins 内啡肽

environmental effects 环境影响

Epictetus 爱比克泰德

epidemiology 流行病学

ethnic groups 族群

Event-Thought-Feeling-Behaviour link 事件—思维—感受—行为链

exercise 运动

exhaustion syndrome 疲劳综合征

F

family history of depression 抑郁症家族史

Ficino, Marsilio 马尔西利奥·费奇诺

free association 自由联想

Freeman, Walter and James Watts 沃尔特·弗里曼和詹姆斯·瓦特

Freud, Sigmund 西格蒙德·弗洛伊德

funding for therapies 为治疗提供资金

G

gender differences 性别差异

genes, clock 生物钟基因

genetic factors 遗传因素

genetic risk 基因风险

geographical variation 地理因素差异

global burden of disease 全球疾病负担

Gooch 古奇

Greek theories of melancholia 希腊的忧郁症理论

Gross Domestic Product (GDP) 国内生产总值（GDP）

H

happiness paradox 幸福悖论

health care costs of depression 抑郁症的医疗成本

Hemingway, Ernest 欧内斯特·海明威

herbal remedies 草药

Hinduism 印度教

hippocampus 海马体

Hippocrates 希波克拉底

homoeopathy 顺势疗法

hormones 激素

Human Genome Project 人类基因组计划

humours 体液

in Ayurveda 阿育吠陀中的体液

hypertension treatment, side effects 高血压治疗，副作用

hypnosis 催眠术

Hypothalamic-Pituitary-Adrenal (HPA) axis 下丘脑-垂体-肾上腺（HPA）轴

hysteria 癔症

I

id, ego, and superego 本我、自我和超我

imipramine 丙咪嗪

immune system 免疫系统

income, affected by depression 受抑郁症影响的收入

inflammatory markers 炎症标志物

inheritance 遗传

insomnia 失眠

insulin coma therapy 胰岛素昏迷疗法

International Classification of Diseases (ICD)《国际疾病分类》（ICD）

interpersonal therapy (IPT) 人际关系疗法（IPT）

iproniazid 异丙烟肼

J

Jamison, Kay 凯·贾米森

Judaism 犹太教

K

Kandel, Eric 埃里克·坎德尔

kapha depression 卡帕抑郁症

Kesey, Ken 肯·凯西

Kirsch, Irvine 欧文·基尔希

Kraepelin, Emil 埃米尔·克雷珀林

L

Layard, Lord 莱亚德勋爵

leucotomy 脑白质切除术

light therapy 光疗

lithium treatment 锂治疗

lobotomy 脑叶切除术

M

Malleus Maleficarum (Kramer)《女巫之锤》（克雷默）

mania 躁狂症

manic depression 躁狂抑郁症

Manic Depressive Insanity 躁狂抑郁性精神病

marital status 婚姻状况

Maudsley, Henry 亨利·莫兹利

mechanical theories of melancholia 忧郁症的机械理论

medication 药物治疗

melancholia 忧郁症

melatonin 褪黑激素

mental capital 心理资本

mindfulness 正念

Moniz, Antonio 安东尼奥·莫尼兹

monoamine oxidase inhibitors 单胺氧化酶抑制剂

monoamine theory of depression 抑郁症的单胺理论

monoamines 单胺

mood stabilizers 情绪稳定剂

moral views of melancholia 关于忧郁症的道德观点

Mourning and Melancholia (Freud)《哀悼与忧郁症》（弗洛伊德）

N

Nature of Man, The (Hippocrates)《人的本性》（希波克拉底）

NEETS (not in employment, education, or training) "啃老族"（没有工作、没有接受教育或培训）

negative cognitive triad 消极认知三角

nervous system 神经系统

neuro-endocrine theory of depression 抑郁症的神经-内分泌理论

neurology 神经病学

neuroplasticity 神经可塑性

neuroscience 神经科学

neuroses 神经症

neurotransmitters 神经递质

norepinephrine 去甲肾上腺素

O

One Flew Over the Cuckoo's Nest (Kesey)《飞越疯人院》（凯西）

oral stage of psychosexual development

性心理发展阶段的口欲期

P

physical illness 躯体疾病
  terminal 绝症
physical treatments 物理治疗
Pinel, Philippe 菲利普·皮内尔
pitta depression 皮塔抑郁症
placebo effect 安慰剂效应
Plath, Sylvia 西尔维娅·普拉斯
pleasure principle 快乐原则
post-natal depression 产后抑郁症
post-partum psychosis 产后精神病
pregnancy 孕期
presenteeism 假性出勤
productivity in the workplace 工作场
  所的生产力
Prozac 百优解
Psychiatrie (Kraepelin)《精神病学》
  （克雷珀林）
psychoanalysis 精神分析
psychological models of depression 抑
  郁症的心理学模型
psychosexual development (Freud) 性
  心理发展阶段（弗洛伊德）
psychosurgery 精神外科学
psychotherapy 心理治疗
puberty 青春期
puerperal psychosis 产后精神病

Q
Qi 气

R

religious views of melancholia 关于忧

郁症的宗教观点
Renaissance 文艺复兴时期
reserpine 利血平
resilience 复原力
risk factors 危险因素
Roman theories of melancholia 罗马
  的忧郁症理论
rumination 反刍
rural vs. urban settings 农村与城市环境

S

St John's Wort (SJW) 圣约翰草（SJW）
Samaritans 撒玛利亚会热线
Schildkraut, Joseph 约瑟夫·希尔德克
  劳特
Schizophrenia 精神分裂症
Schou, Mogens 莫根斯·施
second topography (Freud) 第二地形
  说（弗洛伊德）
sedative treatments 镇静剂治疗
selective serotonin reuptake inhibitors
  (SSRIs) 选择性血清素再摄取抑制剂
  （SSRIs）
self-esteem 自尊
serotonin 血清素
serotonin transporter genes 血清素转
  运体基因
shock therapies 休克疗法
side effects 副作用
sleep-wake patterns 睡眠-觉醒模式
social class 社会阶层
social effects of depression 抑郁症的社
  会影响
social models of depression 抑郁症的
  社会模型

参考文献和扩展阅读

第一章　忧郁症简史

Berrios, G. E. 2004. *A History of Mental Symptoms*. Cambridge: Cambridge University Press.

Jackson, S. W. 1986. *Melancholia and Depression; From Hippocratic Times to Modern Times*. New Haven: Yale University Press.

Redden, J. 2000. *The Nature of Melancholy: From Aristotle to Kristeva*. Oxford: Oxford University Press.

第二章　现代：抑郁症的诊断与分类

Goodwin, F. K., and Jamison, K. R. 2007. *Manic Depressive Illness and Recurrent Depression*. 2nd edition. Oxford: Oxford University Press.

Porter, R. 1987. *Mind-Forg'd Manacles: A History of Madness in England from the Restoration to the Regency*. Cambridge, Mass.: Harvard University Press.

Storr, A. 1989. *Freud: A Very Short Introduction*. Oxford: Oxford University Press.

第三章　哪些人具有罹患抑郁症的风险？

Goldberg, D. 2010. The detection and treatment of depression in the physically ill. *World Psychiatry*, 9: 16–20.

Marland, H. 2003. Disappointment and desolation: women, doctors and interpretations of puerperal insanity in the nineteenth century. *History of Psychiatry*, 14: 303–320.

WHO Health Evidence Network (HEN) Report. 2012. *For Which Strategies of Suicide Prevention is there Evidence of Effectiveness?* Copenhagen: World Health Organization.

第四章 抑郁症的模型

Beck, A. T., 1979. *Cognitive Therapy and the Emotional Disorders.* London: Penguin Books.

Brown, G. W., and Harris, T. O. 1978. *Social Origins of Depression: A Study of Psychiatric Disorder in Women.* London: Tavistock Publications.

Caspi, A. 2003. The influence of life stress on depression. *Science*, 301/5631: 386–389.

Crawford, M., Thana, L., Farquharson, L., Palmer, L., Hancock, E., Bassett, P., Clarke, J., and Parry, G. 2016. Patient experience of negative effects of psychological treatment: results of a national survey. *British Journal of Psychiatry*, 208: 260–265.

Hirschfeld, R. M. 2000. History and evolution of the monoamine hypothesis of depression. *Journal of Clinical Psychiatry*, 61, Suppl. 6: 4–6.

Maniam, J., Antoniadis, C., and Morris, M. 2014. Early-life stress, HPA axis adaptation, and mechanisms contributing to later health outcomes. *Frontiers in Endocrinology*, 5: 73.

第五章 治疗的演变

Cade, J. 1949. Lithium salts in the treatment of psychotic excitement. *Medical Journal of Australia*, 2: 349–352.

Lopez-Munoz, F., and Alamo, C. 2009. Monoaminergic neurotransmission: the history of the discovery of antidepressants from 1950s until today. *Current Pharmaceutical Design*, 15: 1563–1586.

National Institute of Health. 2010. *Fact Sheet on the Human Genome Project.* Bethesda, Md: NIH.

Shorter, E. 1997. *A History of Psychiatry: From the Era of the Asylum to the Age of Prozac.* New York: John Wiley & Sons.

Teasdale, J., Williams, J., and Segal, Z. 2014. *The Mindful Way Workbook: An 8-Week Program to Free Yourself from Depression and Emotional Distress.* London: Guilford Press.

第六章　当前的争议与未来的方向

Astin, J. 1998. Why patients use alternative medicine. *Journal of the American Medical Association*, 279: 1548–1553.

Caron, M., and Gether, U. 2016. Structural biology: antidepressants at work. *Nature*, 532/7599: 320–321.

Goldacre, B. 2007. A kind of magic? *The Guardian*, 16 November 2007.

Jabr, F. 2011. Cache cab: taxi drivers' brains grow to navigate London's streets. *Scientific American*, 8 November.

Schatz, C. J. 1992. The developing brain. *Scientific American*, 267: 60–67.

第七章　现代社会的抑郁症

Foresight Group. 2008. *Mental Capital & Well-Being: Making the Most of Ourselves in the 21st Century*. London: Government Office for Science.

Gore, F., Bloem, P., Patton, G., Ferguson, J., Joseph, V., Coffey, C., Sawyer, S., and Mathers, C. 2011. Global burden of disease in young people aged 10–24 years: a systematic analysis. *Lancet*, 377/9783: 2093–2102.

Jamison, K. 1993. *Touched with Fire*. New York: Free Press Paperbacks.

Layard, R. 2005. *The Depression Report: A New Deal for Depression and Anxiety Disorders*. London: London School of Economics & Political Science.

Murray, C., and Lopez, A. 1996. *The Global Burden of Disease: A Comprehensive Assessment of Mortality and Disability from Diseases, Injuries, and Risk Factors in 1990 and Projected to 2020*. Cambridge, Mass.: Harvard University Press on behalf of the World Health Organization.